アントシアニンと食品

―アントシアニン含有食品の加工利用特性と機能性―

津久井亜紀夫・寺原典彦
編著

石黒浩二・古我　匠・野口治子・林　一也・綿貫仁美
共著

建帛社
KENPAKUSHA

Anthocyanins in Foods
−Processing Use Features and Functionalities of Anthocyanin-Containing Foods−

Edited by

Akio Tsukui

Norihiko Terahara

©Akio Tsukui *et al.* 2015, Printed in Japan

Published by

KENPAKUSHA Co., Ltd.

2-15 Sengoku 4-chome, Bunkyo-ku, Tokyo 112-0011, Japan

【口絵1】

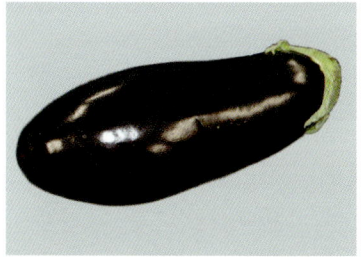

ナス
調理や漬物に用いる千両，国陽，大丸，くろわしなど園芸品種のほか，各地域に多くの品種がある。

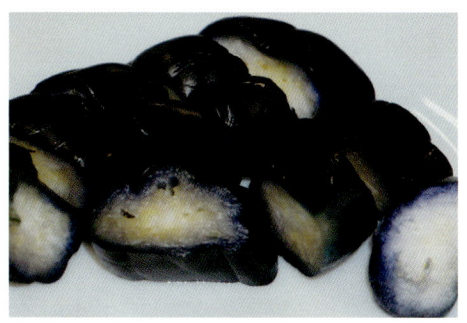

ナスの塩漬け
ミョウバンにより錯体を形成し青色が安定している。

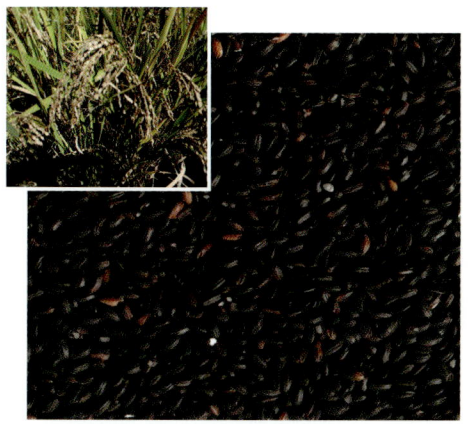

紫黒米もち種（品種：朝紫）河口湖産

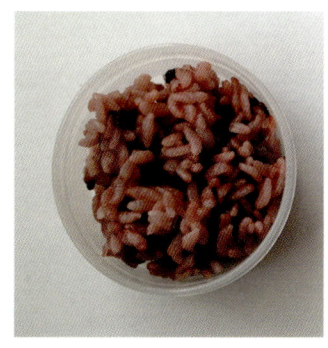

紫黒米ごはん
（白米1合に対し紫黒米大さじ1杯）

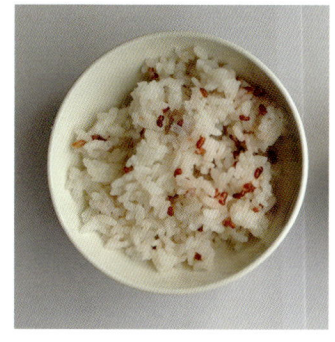

赤米ごはん
（白米1合に対し赤米もち種大さじ1杯）

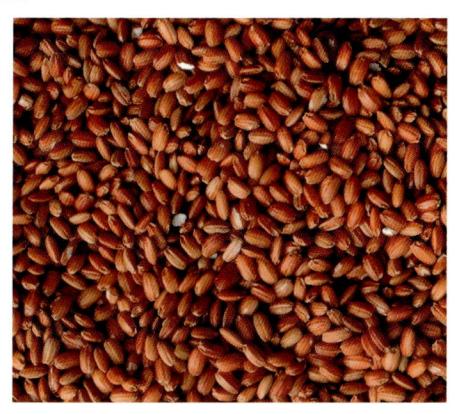

赤米もち種（品種：不明）河口湖産

【口絵2】

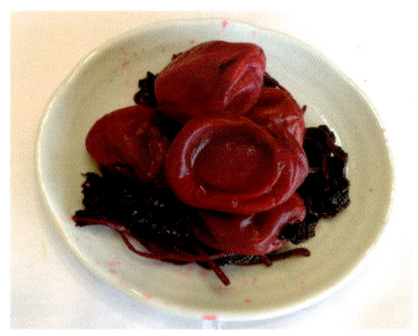

梅漬け
（梅品種：紀州産古城，シソ品種：京都産ちりめんシソ）

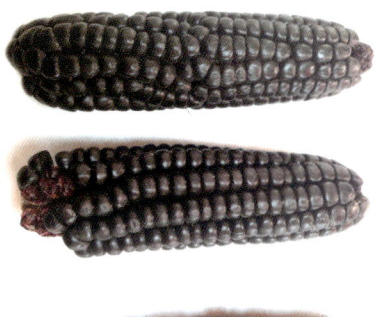

紫トウモロコシ（ペルー産）
南米の山地で栽培され濃紫色をしておりペルーでは，モラード（maiz morado）と呼びチチャモラーダという赤色のジュースに加工されている。下側は紫トウモロコシ穂芯中心まで紫黒色をしている。

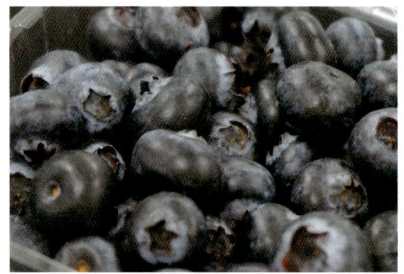

大粒種のブルーベリー（メキシコ産）

生しば漬け（京都大原）
生しば漬けはナスのナスニン，シソのシソニンとマロニルシソニンのアントシアニンが共存することで自己会合を起こし安定になる。ミョウバンは使用していない。

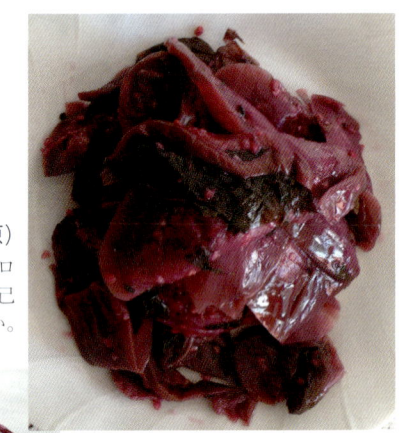

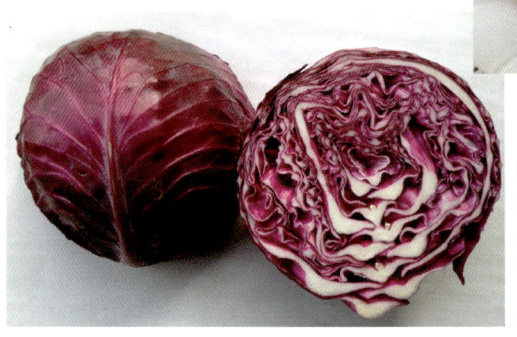

赤キャベツ（長野県産）
赤キャベツは葉の表も裏も紫色している。球形で密に硬く巻いている。品種にはルビーボール，ネオルビー，レッドルーキー，スーパーレッドなどがある。

【口絵3】

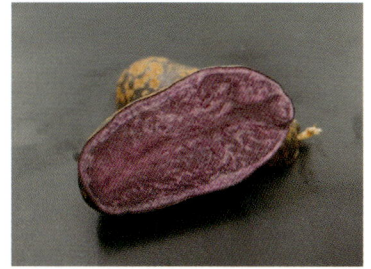
紫ジャガイモ（品種：シャドークイーン）

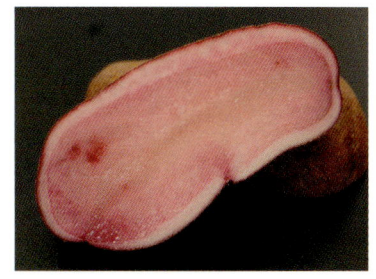
赤ジャガイモ（品種：ノーザンルビー）

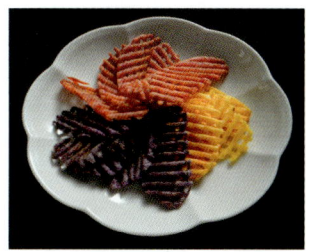
色彩の違うジャガイモで作った
ポテトフライ

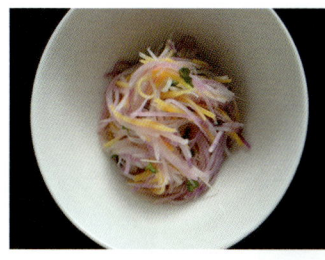
色彩の違うジャガイモで作った千切りサラダ

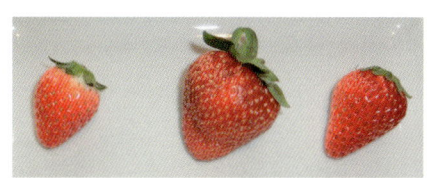

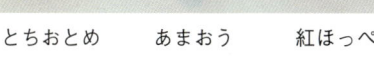
とちおとめ　　あまおう　　紅ほっぺ

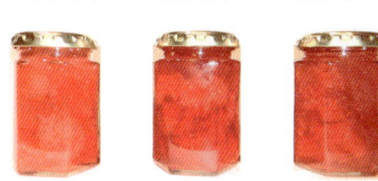
イチゴの代表的品種と，そのジャム加工品類

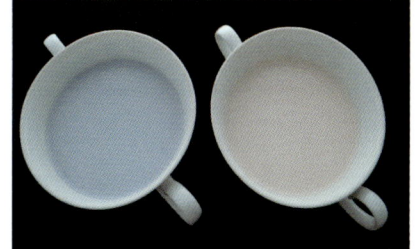
赤・紫ジャガイモのヴィシソワーズ
（冷たいポロネギ風味のジャガイモのポタージュ）

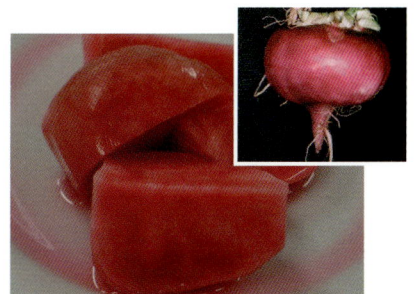
温海（あつみ）かぶ（山形県鶴岡市温海地域）
とその甘酢漬け

【口絵4】

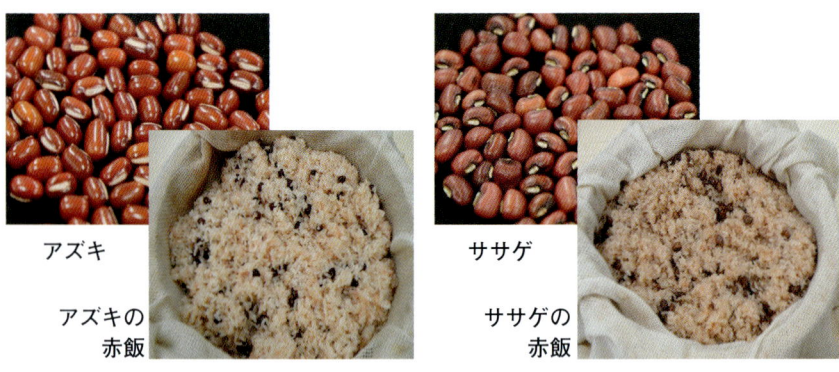

アズキ

アズキの赤飯

ササゲ

ササゲの赤飯

アズキの臍（ヘソ）は白一色であるが，ササゲは臍の周りに黒い輪模様となっているので区別される。赤飯の着色は，ポリフェノールの一種であるプロアントシアニジンによる。

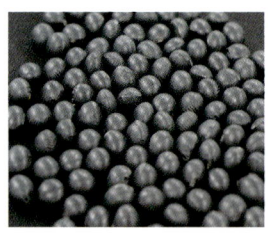

クロダイズ（大豆の変種）

品種には丹波黒，和知黒，紫ずきん，作州黒玉大黒，雁喰，中生光黒などがある。

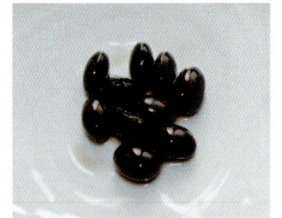

鉄材なし　　　　鉄材あり

クロダイズの煮豆（鉄材を加えると色調が濃くなる）

花のメタロアントシアニン

メタロアントシアニンは花の花弁に青色色素として存在しており，アントシアニン分子のほか，フラボン分子と金属イオンから構成されている複雑な金属錯体色素である。野菜や果実には見出されていない。

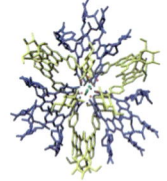
コンメリニン
（ツユクサ）

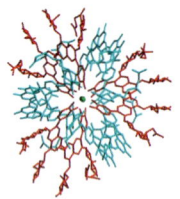
プロトシアニン
（ヤグルマギク）

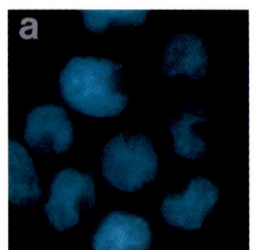

正常細胞

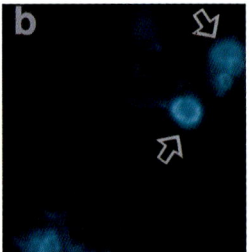

アポトーシス細胞
（⇨ の細胞）
2.5mg/mL 赤ジャガイモアントシアニンを添加

ヒト胃がん細胞におけるアポトーシス誘導細胞の蛍光顕微鏡像

まえがき

　食品に含まれる色素は味や香りと同じ嗜好性である。穀類，いも類，野菜および果実などの植物性食品には天然の色素であるアントシアニンが含まれ，赤，紫，青およびその中間色をしている。アントシアニンの色の魅力は，食生活に潤いと彩を与え，美しく楽しい食卓を演出して食欲を増進する重要な役割を担っている。この色は野菜や果実の新鮮度の指標にもなるが，加工食品や先人の知恵により受け継がれてきた伝統食品の中にもアントシアニンが重要な意味合いを持つと考えられる。その例としてシソで染めた梅漬けや梅干し，紅ショウガ，焼きミョウバンで色をよくするナスの漬物，鉄による黒豆の黒色の固定，ナスとシソだけから作った生しば漬け，赤ワインやジャム類などがあげられる。私たちの生活の中に定着し身近な色素として昔から親しまれていることから，アントシアニンは食品から切り離すことができない。

　アントシアニンは，最近になって抗酸化性，視覚改善作用，糖尿病予防効果，動脈硬化予防，がん予防効果，メタボリックシンドローム予防，肝機能軽減作用など多くの生体調節作用があることが知られ，健康で安全なイメージを有することが消費者に受け入れられている。そのためテレビや雑誌などに多くのアントシアニンが紹介され，アントシアニンの知識がなくてもアントシアニンという名前を誰もが知るところとなった。

　アントシアニンの種類は多く優れた色調を有している。大部分は熱や光，長期貯蔵などでは退色しやすく変色するが，なかには比較的安定なアントシアニンも発見されている。アントシアニンは食べ物になくてはならない色素であり，その神秘に触れることができる。本書は「天然植物色素－アントシアニン」，「アントシアニンがわかる化学」，「アントシアニンの退色と安定性」，「アントシアニン含有食品」，「アントシアニンと調理」，「アントシアニンと加工・貯蔵」，「アントシアニンは健康を守る」の第1章から第7章で構成されてお

り，アントシアニンの基礎的な知識・知見が得られる入門書であるとともに，客観的な事実に基づいた内容を，具体的にかつ読みやすい文体（わかりやすい表現）とし，できるだけアントシアニンが理解できる簡潔な文章で解説してある。

　食品に関係する研究者・技術者・業界関係者は勿論のこと，医学・薬学・理学・農学・栄養学および調理科学の研究者，学生諸君ら幅広い分野の方々の座右の書として学ぶことの楽しさを味わっていただければ幸いである。

　最後に，本書の出版にあたりご尽力・ご協力を賜った株式会社建帛社の筑紫恒男社長および根津龍平編集部長に感謝する。

2015年6月

編著者　津久井　亜紀夫

寺　原　典　彦

目　　次

第1章　天然植物色素–アントシアニン

1. 小史　　寺原典彦 …………………………………………………………… 1
2. 天然植物色素とは　　古我匠 ……………………………………………… 3
   (1) 分類 ……………………………………………………………………… 3
   (2) 食品添加物公定書に収載されたアントシアニン ……………………… 5
   (3) アントシアニン色素の安全性 ………………………………………… 5
   (4) アントシアニンの品質評価試験 ……………………………………… 7
3. 食生活に色は欠かせない　　(1)–(3)津久井亜紀夫, (4)綿貫仁美 ………… 9
   (1) "おいしさ"と色 ………………………………………………………… 9
   (2) 色と食欲 ………………………………………………………………… 10
   (3) 鮮度保持と色 …………………………………………………………… 11
   (4) 調理・加工と色の変化 ………………………………………………… 12

第2章　アントシアニンがわかる化学　　寺原典彦

1. アントシアニンの分類 …………………………………………………… 15
   (1) アントシアニジン ……………………………………………………… 15
   (2) 単純な構造のアントシアニン ………………………………………… 16
     1) 非アシル化アントシアニン　　19
     2) モノアシル化アントシアニン　　20
   (3) 複雑な構造のアントシアニン ………………………………………… 21
     1) ポリアシル化アントシアニン　　21
     2) メタロアントシアニン　　22
     3) 二次生成アントシアニン　　23

4) その他の複雑な構造のアントシアニン　25

2. アントシアニンの性質 …………………………………………………… 25

　(1) 紫外・可視吸収スペクトル ………………………………………… 25

　(2) pHによる（吸光度変化と）構造および色調変化 ……………… 29

第3章　アントシアニンの退色と安定性

1. 酸性溶液中のアントシアニン ………………………………………… 33

　(1) 温度と紫外線の影響　　林一也 ………………………………… 33

　(2) 添加物の影響　　1)–4)津久井亜紀夫, 5)–6)野口治子, 7)林一也 …… 36

　　1) 無機塩類　36

　　2) 有機酸類　38

　　3) 糖類　40

　　4) フェノール類　40

　　5) ビタミンC　41

　　6) グルタチオン　43

　　7) グリチルリチン　45

2. 中性溶液中のアントシアニン　　寺原典彦 ………………………… 46

　(1) 低・中安定アントシアニン ………………………………………… 46

　(2) 高安定アントシアニン ……………………………………………… 50

　(3) 分子会合 ……………………………………………………………… 52

第4章　アントシアニン含有食品

1. 野菜　　(1)(2)津久井亜紀夫　(3)林一也　(4)–(7)古我匠 ………… 55

　(1) シソ ……………………………………………………………………… 55

　　1) 概要　55

　　2) 品種　55

　　3) シソ葉アントシアニンの含量と組成　56

　　4) シソ葉アントシアニンの安定性　57

- (2) 赤キャベツ ……………………………………………………… 57
  - 1) 概要　57
  - 2) 品種　58
  - 3) 赤キャベツアントシアニンの組成と構造　59
  - 4) 赤キャベツアントシアニンの安定性と利用　60
- (3) ナス ……………………………………………………………… 60
  - 1) 概要　60
  - 2) 品種　60
  - 3) アントシアニンの含量と組成　61
- (4) 赤ダイコン ……………………………………………………… 61
  - 1) 概要　61
  - 2) 品種　62
  - 3) 代表的アントシアニンと構造　62
  - 4) アントシアニンの安定性　63
- (5) 赤カブ …………………………………………………………… 63
  - 1) 概要　63
  - 2) 品種　63
  - 3) 代表的アントシアニン　64
  - 4) アントシアニンの安定性　64
- (6) 赤タマネギ ……………………………………………………… 64
  - 1) 概要　64
  - 2) 品種　65
  - 3) 代表的アントシアニン　65
- (7) 紫ニンジン ……………………………………………………… 65
  - 1) 概要　65
  - 2) 品種　65
  - 3) 代表的アントシアニンと構造　66

2．果実　　野口治子 …………………………………………………… 66
　(1) ブドウ ………………………………………………………………… 66
　　　1) 概要　66
　　　2) 品種　67
　　　3) 代表的アントシアニン　67
　　　4) アントシアニンの安定性　68
　(2) イチゴ ………………………………………………………………… 68
　　　1) 概要　68
　　　2) 品種　69
　　　3) 代表的アントシアニン　69
　　　4) アントシアニンの安定性　70
　(3) ベリー類：ブルーベリー，ビルベリー，カシス，ブラックベリー，ラズベリー，
　　　　　　レッドカラント ……………………………………………… 70
　　　1) ブルーベリー　71
　　　2) ビルベリー　71
　　　3) カラント　72
　　　4) レッドカラント　72
　　　5) ブラックカラント　72
　　　6) ブラックベリー　73
　　　7) ラズベリー　73
　(4) その他の果実：ハスカップ，プルーン，リンゴ，アサイー ……………… 75
　　　1) ハスカップ　75
　　　2) プルーン　75
　　　3) リンゴ　76
　　　4) アサイー　76
3．いも類　　(1)石黒浩二，(2)林一也，(3)寺原典彦 ………………………… 77
　(1) サツマイモ …………………………………………………………… 77
　　　1) 概要　77

2）品種　77

　　　3）代表的アントシアニンと構造　78

　　　4）アントシアニンの安定性　79

　（2）ジャガイモ ……………………………………………… 80

　　　1）概要　80

　　　2）品種　81

　　　3）アントシアニンの含量と組成　81

　（3）紫ヤムイモ ……………………………………………… 84

　　　1）概要　84

　　　2）アントシアニンの構造　85

　　　3）アントシアニンの安定性　85

4．豆類　　林一也 ……………………………………………… 86

　（1）アズキとササゲ ………………………………………… 86

　　　1）概要　86

　　　2）品種　86

　　　3）アントシアニンの含量と組成　87

　（2）クロダイズ ……………………………………………… 88

　　　1）概要　88

　　　2）品種　89

　　　3）アントシアニンの含量と組成　89

　（3）その他のマメ：インゲンマメ，ベニバナインゲン ……… 90

　　　1）概要　90

　　　2）品種　90

　　　3）アントシアニンの含量と組成　91

5．穀類　　津久井亜紀夫 ……………………………………… 91

　（1）有色米 …………………………………………………… 91

　　　1）概要　91

　　　2）品種　92

3）アントシアニンの含量と組成　93
  (2) 紫トウモロコシ ……………………………………………………… 93
　　1）概要　93
　　2）品種　94
　　3）アントシアニンの含量と組成　94
　　4）利用　95
6．ハイビスカスなどの食用花　　林一也 …………………………… 96
  (1) 概要 …………………………………………………………………… 96
  (2) 花の種類とアントシアニン ………………………………………… 97

第5章　アントシアニンと調理　　綿貫仁美

1．赤飯 ……………………………………………………………………… 99
  (1) 概要 …………………………………………………………………… 99
  (2) 赤飯の作り方 ………………………………………………………… 100
  (3) プロアントシアニジンの変化 ……………………………………… 100
2．クロダイズの煮豆 …………………………………………………… 102
  (1) 概要と製造原理 ……………………………………………………… 102
  (2) 黒豆の作り方 ………………………………………………………… 102
  (3) アントシアニンの変化と安定性 …………………………………… 103
3．サラダなどその他の調理 …………………………………………… 104
  (1) 概要と製造原理 ……………………………………………………… 104
  (2) 作り方 ………………………………………………………………… 105
　　1）カラフルポテトの千切りサラダ　105
　　2）カラフルポテトのヴィシソワーズ　105
  (3) アントシアニンの変化と安定性 …………………………………… 105

第6章 アントシアニンと加工・貯蔵

1．漬物類　　(1)(2)(5)津久井亜紀夫，(3)(4)林一也 ……………………………… 107
　(1) 梅漬けと梅干し ………………………………………………………… 107
　　1) 概要　107
　　2) 梅漬け・梅干しの作り方　107
　　3) アントシアニンの変化と安定性　108
　(2) しば漬け ………………………………………………………………… 110
　　1) 概要　110
　　2) 生しば漬けの漬け方　111
　　3) 生しば漬け熟成中のアントシアニンの変化と安定性　111
　(3) ナス漬け ………………………………………………………………… 113
　(4) すんき漬け ……………………………………………………………… 114
　(5) 赤キャベツ漬物を用いた色素製剤製造法 …………………………… 115
　　1) 概要　115
　　2) サワークラフトの製造　116
　　3) 赤キャベツ漬物熟成中のアントシアニンの変化と色素抽出量　116
2．アントシアニンのアルコール発酵　　(1)津久井亜紀夫，(2)林一也 ………… 117
　(1) アルコール発酵初期のアントシアニンの変化 ……………………… 117
　　1) 概要　117
　　2) アルコール発酵方法　118
　　3) 発酵初期段階におけるアントシアニンの変化　118
　(2) 赤ワインのアントシアニン …………………………………………… 121
　　1) 概要　121
　　2) 品種　121
　　3) ボショレヌーボーとボルドーワインのアントシアニン　122

3．酢酸発酵　　(1)津久井亜紀夫，(2)寺原典彦 ･･････････････････････････････････････ 123
　(1)　酢酸発酵中のアントシアニンの変化 ･･････････････････････････････････････ 123
　　1)　概要　123
　　2)　酢酸発酵　123
　　3)　酢酸発酵中のアントシアニンの変化と安定性　124
　　4)　紫サツマイモ（アヤムラサキ）を用いた食酢製造の実施例　126
　(2)　紅酢中のアントシアニンの分解物とその機能 ･･････････････････････････････ 127
　　1)　概要　127
　　2)　紅酢製造におけるアントシアニン分解物　128
　　3)　紅酢の抗酸化性　129
4．ジャム類　　津久井亜紀夫 ･･ 131
　(1)　桑の実（マルベリー）ジャムのアントシアニン ････････････････････････････ 131
　　1)　概要　131
　　2)　桑の実品種　131
　　3)　マルベリージャムの製造　131
　　4)　桑の実類とマルベリージャムのアントシアニン量　132
　　5)　マルベリージャムのアントシアニンの安定性　132
5．その他加工食品：冷菓子類，ジュース類，スナック菓子など　　林一也 ････････ 133

第7章　アントシアニンは健康を守る

1．抗酸化性　　寺原典彦 ･･ 135
　(1)　概要（活性酸素とフリーラジカル） ･･････････････････････････････････････ 135
　(2)　抗酸化物質 ･･ 136
　(3)　一般的なアントシアニンの抗酸化作用 ････････････････････････････････････ 138
　(4)　紫サツマイモアントシアニンの抗酸化作用 ････････････････････････････････ 140
2．視機能改善作用　　寺原典彦 ･･ 143
　(1)　概要 ･･ 143
　(2)　アントシアニンの視機能作用 ･･ 144

3．糖尿病予防効果　　寺原典彦 ………………………………………… 146
　(1) 概要 ……………………………………………………………………… 146
　(2) アントシアニンの抗糖尿病効果 …………………………………… 147
　(3) 血糖値上昇抑制効果 ………………………………………………… 148
4．動脈硬化とフレンチパラドックス　　林一也 ……………………… 150
　(1) 概要 ……………………………………………………………………… 150
　(2) 動脈硬化の仕組みと予防 …………………………………………… 150
5．がん予防効果　　林一也 ………………………………………………… 153
　(1) 概要 ……………………………………………………………………… 153
　(2) がん抑制効果 ………………………………………………………… 154
6．メタボリックシンドローム予防　　石黒浩二 ……………………… 155
　(1) 概要 ……………………………………………………………………… 155
　(2) 抗高血圧作用 ………………………………………………………… 155
　(3) 抗肥満・抗糖尿病・抗脂質異常症作用 …………………………… 155
　　1) 酵素阻害活性　155
　　2) インスリン分泌促進作用　156
　　3) インスリン抵抗性の改善作用　156
　　4) ヒト介入試験およびコホート研究　157
7．肝機能障害軽減作用　　石黒浩二 …………………………………… 158
　(1) 概要 ……………………………………………………………………… 158
　(2) 紫サツマイモによる肝機能障害軽減作用 ………………………… 158
　(3) 紫・赤ジャガイモによる肝臓保護作用 …………………………… 159
8．その他の健康機能性　　石黒浩二 …………………………………… 159
　(1) 抗ウイルス活性 ……………………………………………………… 159
　(2) 抗神経障害活性 ……………………………………………………… 160
　(3) 抗アレルギー活性 …………………………………………………… 160

付表 ……………………………………………………………… 162

参考文献 ………………………………………………………… 168

索引 ……………………………………………………………… 174

第1章　天然植物色素-アントシアニン

1. 小　史

　植物色素の研究は染料色素の分析から始まった。アントシアニンの色素成分としての研究は，約180年前にドイツの薬剤師 Marquart（マルクヴァルト，1835）がヤグルマギク青色花の成分の単離に着手したのが始まりである。彼はそのような青い色素をアントシアニン（anthocyanin）と名づけた。この言葉はギリシャ語の anthos（花の），cyanos（青）から由来しており，"花の青色成分"という意味である。

　アントシアニンは発色の原因となる骨格部分（アントシアニジン）に，糖が結合した構造（配糖体）を持っており，植物中では水に溶けた状態で存在している。

　アントシアニンにはわずか6種類しかアントシアニジンがないのに，なぜこうも多彩な色を呈するのか，また，植物中ではなぜ中性付近でも色が安定なのか，という昔から2つの大きな謎があった。この機構の解明がアントシアニンの研究の推進力となっていた。

　本格的な構造研究は，1910年代にドイツの Willstätter（ウィルステッター）らにより始まった。Willstätter は1913年にアントシアニンが溶液の pH によりリトマスのような色の変化を示すことをもとに，赤い花の細胞液は酸性，青い花の細胞液は塩基性であるという「pH 説」を唱えた。

　すぐ後に，植物生理学者の柴田桂太は pH 説に対して，一般に花の細胞液は弱酸性（pH 4〜6の間）であることを知っていたので，青色の発現は金属元素とアントシアニンが配位結合して錯体をつくるためであるとする「金属錯体説」を提唱しアメリカ化学会誌（1919）に発表した。

1930年代，イギリスの有機化学者 Robinson（ロビンソン）は，夫妻でアントシアニンに関して多くの研究を行い，助色素（コピグメント）と呼ばれる無色分子が，アントシアニンとの間で弱い結合の異分子間会合（コピグメンテーション）することでアントシアニンの発色を助け，色を変え，かつ安定化するという「コピグメント説」を提唱した。

その後，林孝三らが，ツユクサやヤグルマギクの花の搾汁から青い色素をそのままの形で取り出して精製し，これがアントシアニン，フラボン，マグネシウムなどを含む複合体であることを提示し，その後，ヤグルマギク色素の全体像をX線結晶解析で明らかにした。1970年代になると Asen（エーセン）らが，アントシアニンの濃度が高いと自己会合を起こすという，アントシアニンの「自己会合」による安定化を提唱した。

後藤俊夫らはツユクサの青色花弁色素コンメリニンの構成成分をまず単離して，それらを混合することにより青色色素を再合成し，コンメリニンの組成を明らかにした。また，X線結晶構造解析により精密な超分子構造であることを確認し，これらの色素は「メタロアントシアニン」と呼ばれる金属錯体によってできていることを見いだした。これらの研究成果をもとに，わずかな環境因子や共存成分の違いがアントシアニンを持つ植物の色調に微妙な変化をもたらし，また安定化をもたらし，植物の多彩な色が生じたと考えられるようになった。このように，日本人研究者がアントシアニンの化学的性質や発色と安定性の基礎研究に多大な貢献をした。

現在では，これらの基礎的研究の成果に立って，アントシアニンの多方面への応用研究が進んでいる。例えば，バイオテクノロジーなどを駆使して新花色を創出するなどの応用研究が活発に行われており，青いバラなどの作出，紫色キクの作出などが実現している。

また，食品関連応用分野では，アントシアニンは加工食品の着色に利用されているが，最近では抗酸化性や他の多くの機能性（抗がん作用，血圧上昇抑制作用，肝機能障害軽減効果，視覚改善作用，抗糖尿病活性など）が見いだされ，単に食品の着色機能（第2次機能性）だけではなく，多機能な食品因子（第3

次機能性成分）として健康食品への応用が期待されている。そのエビデンス構築のための機能性発現の機構解明や生活習慣病の予防への応用研究が進んでおり，機能性食品（特定保健用食品）や医薬品などへの応用も模索されている。さらに，アントシアニンは抗酸化性，および皮膚の老化や色素沈着を引き起こす紫外線（UV-A 320〜340 nm，UV-B 280〜320 nm）を遮蔽するサンスクリーン効果を併せ持つため，化粧品などへの期待も高い。

2．天然植物色素とは

(1) 分　　類

　植物の花・葉・実が醸し出す豊かな色は古来から人々の眼を惹きつけ，自らの衣食住の中に取り込んできた。中でも食に関しては梅干しへの赤シソの赤色，栗きんとんへのクチナシの黄色といったように，植物が持つ色素はすでにわれわれの食生活の中で多く利用されてきている。

　このような着色を目的とした植物由来の色素は，日本においては食品添加物の中の着色料として分類されている。食品添加物は1947（昭和22）年に制定された食品及び食品衛生に関する法律である食品衛生法の中で「食品の製造の過程において又は食品の加工若しくは保存の目的で，食品に添加，混和，浸潤その他の方法によって使用する物をいう」（第4条第2項）と定義されている。

　また，食品添加物はその成り立ちの経緯から「指定添加物」「既存添加物」「一般飲食物添加物」に分類されている（表1-1）。天然色素およびアントシアニン色素はその中の「既存添加物」および「一般飲食物添加物」にそのすべてが含まれる。

　なお，わが国において食品添加物の使用にはポジティブリスト制度が採用されており，リストに載っていない物は食品には使用できない。また食品添加物は「食品添加物の規格基準」および「食品添加物公定書」によりその由来植物や製造方法および成分規格について明確に定められており，例えば，リストに掲載されていない植物由来のアントシアニン色素は着色料として用いることは

第1章 天然植物色素-アントシアニン

表1-1 食品添加物におけるアントシアニン色素の分類

指定添加物：食品衛生法施行規則別表第1に記載されている 　　　　　天然着色料はなし
既存添加物：平成7年5月24日までに製造，販売，使用，輸入等がなされていた天然添加物を通知「**食品衛生法に基づく添加物の表示等について**」別添1に収載 　　　　天然着色料66品目中アントシアニンを主色素とするものは4品目 　　　　　ブドウ果皮色素　　　　　　ムラサキイモ色素 　　　　　ムラサキトウモロコシ色素　ムラサキヤマイモ色素
一般飲食物添加物：「一般に食品として飲食に供される物であって添加物として使用される品目リスト」として通知「**食品衛生法に基づく添加物の表示等について**」別添3に収載 　　　　天然着色料44品目中アントシアニンを主色素とするものは32品目 　　　　　アカキャベツ色素　　　　アカゴメ色素 　　　　　アカダイコン色素　　　　ウグイスカグラ色素 　　　　　エルダーベリー色素　　　カウベリー色素 　　　　　グーズベリー色素　　　　クランベリー色素 　　　　　サーモンベリー色素　　　シソ色素 　　　　　ストロベリー色素　　　　ダークスイートチェリー色素 　　　　　チェリー色素　　　　　　チンブルベリー色素 　　　　　デュベリー色素　　　　　ハイビスカス色素 　　　　　ハクルベリー色素　　　　ブドウ果汁色素 　　　　　ブラックカーラント色素　ブラックベリー色素 　　　　　プラム色素　　　　　　　ブルーベリー色素 　　　　　ボイセンベリー色素　　　ホワートルベリー色素 　　　　　マルベリー色素　　　　　モレロチェリー色素 　　　　　ラズベリー色素　　　　　レッドカーラント色素 　　　　　ローガンベリー色素 　　　　　野菜ジュース（アカキャベツジュース） 　　　　　野菜ジュース（シソジュース） 　　　　　果汁の一部

※「食品衛生法に基づく添加物の表示等について」衛化第56号厚生省生活衛生局長通知（1995年）／消食表第377号消費者庁次長通知（2010年）

できない。

　さらに，食品への着色料の使用については使用基準が設けられており，鮮度や品質に関して消費者の判断を誤らせることがないように厳しく規制されている。天然着色料に対しては「こんぶ類，食肉，鮮魚介類（鯨肉を含む），茶，のり類，豆類，野菜及びわかめ類には使用してはならない」と規定されている。

（2）食品添加物公定書に収載されたアントシアニン

　食品衛生法第21条に基づき，食品添加物の成分規格や製造基準，品質確保の方法は食品添加物公定書に定められている。食品添加物公定書は1955（昭和30）年に発生した森永ヒ素ミルク事件を契機として1957（昭和32）年に改正された食品衛生法の中で作成が義務化され，1960（昭和35）年に第1版が公表された。その後約5年ごとに改定が行われており，現在使用されている第8版は2007（平成19）年に公表されている。第9版は2015（平成27）年に公表される予定である。また，公定書に収載されていない天然着色料を含む既存添加物，一般飲食物添加物から（一社）日本食品添加物協会が厚生労働省の指導の下で，業界自主規格である「第4版　既存添加物自主規格」を作成し，2008（平成20）年に刊行している。

　2014（平成26）年11月現在，アントシアニン色素は第8版食品添加物公定書に4件，第4版既存添加物自主規格に15件が収載されている（表1-2）。第7版まで自主規格だったアカキャベツ色素，ムラサキイモ色素，ムラサキトウモロコシ色素が第8版食品添加物公定書に収載されたように，自主規格の中から順次公定書への収載が進められている。

　いずれにしても世界的にもこれだけの数の天然色素，中でもアントシアニン色素を個々の色素として規格化している国はない。例えば，米国は連邦規則集（Code of Federal Regulations）のTitle21（CFR21）においてCFR73.250 Fruit JuiceまたはCFR73.260 Vegetable Juiceのいずれかにほぼすべてのアントシアニン色素が含まれる。また，EUはブドウ果皮色素（E163ii Grape skin extract）およびブラックカーラント抽出物（E163iii Blackcurrant extract）以外のアントシアニン色素は，すべてE163（Anthocyanins）として扱われている。このように着色料としてのアントシアニン系色素に対する各国の見方の違いは，われわれ日本人が食品の色に向ける関心の強さの表れといえよう。

（3）アントシアニン色素の安全性

　天然着色料は法規制が始まる以前からの豊富な食経験を持つ植物を原料とす

表1-2 食品添加物公定書／既存添加物自主規格における天然着色料
（○はアントシアニン色素）

食品添加物公定書（第8版）
　既存添加物
　　ウコン色素，クチナシ赤色素，クチナシ青色素，クチナシ黄色素，クロロフィル，コチニール色素，水溶性アナトー，スピルリナ色素，トウガラシ色素，トマト色素，ビートレッド，○ブドウ果皮色素，ベニコウジ色素，ベニバナ赤色素，ベニバナ黄色素，ヘマトコッカス藻色素，マリーゴールド色素，○ムラサキイモ色素，○ムラサキトウモロコシ色素ラック色素　　　　　　　　　　　　　　　　　計20（アントシアニン色素3）

　一般飲食物添加物
　　○アカキャベツ色素　　　　　　　　　　　計1（アントシアニン色素1）

既存添加物自主規格（第4版）

　既存添加物
　　※アナトー色素，オキアミ色素，オレンジ色素，※カカオ色素，カキ色素，カニ色素，※カロブ色素，クーロー色素，※コウリャン色素，シアナット色素，シコン色素，シタン色素，植物炭末色素，※タマネギ色素，※タマリンド色素，ファフィア色素，ペカンナッツ色素，※ベニコウジ黄色素，○ムラサキヤマイモ色素　計19（アントシアニン色素1）

　一般飲食物添加物
　　○アカゴメ色素，○アカダイコン色素，イカスミ色素，○エルダーベリー色素，○クランベリー色素，サフラン色素，○シソ色素，○ストロベリー色素，チコリ色素，ノリ色素，○ハイビスカス色素，○ブドウ果汁色素，○ブラックベリー色素，○ブルーベリー色素，○ボイセンベリー色素，○ホワートルベリー色素，○ラズベリー色素，○レッドカーラント色素
　　　　　　　　　　　　　　　　　　　　　計18（アントシアニン色素14）

※　第9版食品添加物公定書に収載予定

　ることが多いことから，比較的高い安全性があるとされている。しかしながら食の安全・安心に世界的な注目が集まる中で，厚生労働省は1996（平成8）年の厚生科学研究報告書「既存天然添加物の安全性評価に関する調査研究」をもとに安全性評価を順次進めている。また2003（平成15）年には食品安全基本法が制定され，食品安全委員会におけるリスク分析に基づいた食品添加物の安全性評価がはじめて取り入れられた。天然着色料の安全性試験の実施状況を表1-3に示したが，アントシアニン以外の色素では網羅的にデータがあるのに

対してアントシアニン系色素は全般的に知見が少ない。その理由として，アントシアニン色素は種類が多く安全性評価の対象を絞り込みにくいことや，原料が食品として通常食されているものであり，食経験によりある程度安全性が担保されているとみなされていることなどが考えられる。

なお，国連の諮問機関であるJECFA（Joint FAO/WHO Expert Committee on Food Additives，FAO/WHO合同食品添加物専門家委員会）ではアントシアニンの安全性について，一日摂取許容量（ADI）は設定せずとしている。またEUでは主にブドウ果皮やカーラント由来アントシアニンに対するリスク評価が行われており，2013（平成25）年には"食品添加物としてのアントシアニン類（Anthocyanins）（E 163）の再評価に関する科学的意見書"が公表され，ADIは設定しないが着色料としての必要量の使用は許容されるとしている。

(4) アントシアニンの品質評価試験

アントシアニンの分析は，イタリア薬局方第10版のビルベリーエキスの分析法をもとに，アントシアニンを塩酸酸性下で加熱してアグリコンであるアントシアニジンと糖に加水分解後，アントシアニジンの510〜530 nm付近の極大吸収波長の吸光度を測定し，デルフィニジンの比吸光度から換算値として求める比色法が用いられている。なお，アントシアニン色素の色の量を示す指標である色価も，上記と同様に極大吸収波長の吸光度から求める。比色法は標準品がなかったり複数のアントシアニンからなる試料のアントシアニン量も網羅的に，簡便に求めることが可能である利点があるが，個別のアントシアニンを評価することはできない。

したがって，個々のアントシアニンの分析は，現在はシアニジンやデルフィニジンなどのアントシアニンを標準物質としたHPLC（高速液体クロマトグラフィー）が主流となっている。また，定性分析としては質量分析とHPLCを組み合わせたLC/MSなどが用いられる。

表1-3 天然着色料の安全性試験

		色素名	急性毒性試験	亜急性毒性試験	慢性毒性試験	変異原性試験	発がん性試験
アントシアニン系色素	既存添加物	ムラサキイモ色素	―	○	―	○	○
		ムラサキトウモロコシ色素	○	○	―	○	―
		ムラサキヤマイモ色素	―	―	―	―	―
		ブドウ果皮色素	―	○	―	○	―
	一般飲食物添加物	アカキャベツ色素	○	○	―	○	○
		アカゴメ色素	―	―	―	―	―
		アカダイコン色素	―	―	―	○	―
		エルダーベリー色素	○	―	―	○	―
		クランベリー色素	―	―	―	―	―
		シソ色素	―	○	―	○	―
		ストロベリー色素	―	―	―	―	―
		ハイビスカス色素	―	―	―	―	―
		ブドウ果汁色素	―	―	―	―	―
		ブラックベリー色素	―	―	―	―	―
		ブルーベリー色素	○	○	―	―	―
		ボイセンベリー色素	―	―	―	―	―
		ホワートルベリー色素	―	―	―	―	―
		ラズベリー色素	―	―	―	―	―
		レッドカーラント色素	―	―	―	―	―
アントシアニン以外	既存添加物	ベニバナ黄色素	○	○	―	○	○
		ウコン色素	○	○	○	○	○
		トウガラシ色素	○	―	○	○	―
		アナトー色素	○	○	○	○	―
		クチナシ黄色素	○	○	○	○	―
		ビートレッド	○	○	○	○	―
		ベニコウジ色素	○	○	○	○	○
		クロロフィル	○	―	―	○	―
		コチニール色素	○	○	○	○	○
		ラック色素	○	○	―	○	○
		クチナシ青色素	○	○	―	○	○
		スピルリナ青色素	○	○	―	○	○
		カカオ色素	○	○	―	○	○

3．食生活に色は欠かせない

(1)"おいしさ"と色

　一般消費者がスーパーマーケットの食品売り場で野菜や果実の外観の色を見て"きれいな色をしている"，あるいは"この野菜は新鮮な色をしている"など，新鮮な色のある野菜や果実は，消費者の購買意欲を駆り立てる。収穫後あるいは購入後，すぐ調理して食べれば新鮮なままで味わうことができる。1日あるいは数日間の放置は時間の経過に伴って鮮度は低下し「色」も「におい」も「味」も悪くなり，ついには食べられなくなる。産地から直接入荷され店頭に陳列されているものかどうか，品質の判断材料の重要な一つに"色"の持つ意味は大きい。例えば，高級レストランで赤ワインをボトルで注文すると，ソムリエが抜栓してグラスに少しだけ注がれテイスティングが求められる。ワイングラスをゆっくりと目の高さまで上げ，その色の濃淡と清澄度をみて"おいしさ"を感じることから始まる。それほど色は赤ワインにとって重要である。普段，なにげなく食生活の中でアントシアニンの色を私たちは見ている。代表的な伝統食品には，赤く熟したイチゴジャム，シソの色で染められた梅漬けや梅干し，焼きミョウバンによるナス漬けの紫色の固定，鉄による黒豆の黒色の固定，ナスとシソから漬けられたシバ（柴）漬けなど，数年経っても自然な色彩を有する加工食品の色が，原材料の色とは多少異なるが視覚によって納得のいく"おいしさ"が判断できるのである。"おいしい"とは，広辞苑によると"いしい"に接頭語「お」がついてできた語で"うまい"つまり美味であると述べている。おいしさの判断の一つに賞味期限が設定されている加工食品があるが，私たちは生まれたときから一生の間おいしさを感じて食生活を送っているといえる。私たちは五感によって"おいしさ"を感じるが，視覚で捉える色は，日本人にとっておいしさの重要な要素である。心身ともに健康であること，農薬や硝酸態窒素などの有害物質などの有無による安心・安全なよい環境，室内の装飾・適正な証明・音響効果などの雰囲気が食べ物の色の心理面に影響し

ているのは間違いない。また，民族，性別，年齢によっても"おいしさ"が異なるし，子どものころからの食習慣が食べ物の"おいしさ"を左右していると考える。最近，販売意欲を煽るため過度な着色料やつや出し剤（ワックス）を用いたものが出回っているが，あくまでも自然な色彩を失わない加工食品を作ることが必要である。

（2）色と食欲

　フレッシュな野菜や果実に含まれる色彩は，食事を豊かなものにし，楽しいものにするとともに食欲を増進させ，ビタミンや無機質の補給が人々の関心を高まらせている。食品の色は食欲を促したり抑えたりする効果がある。食品の色と食欲の関係について，日本人（川添氏）と米国人（F, Birren）のスペクトル色を比較すると，最も食欲をそそる色は暖色系の赤色，オレンジ色，黄色の色相が特に食欲を促す色となっており，この点は日本人も米国人も嗜好が似ている。要するに暖色系は脳の摂食中枢を刺激し空腹感であると認識する。しかし，黄緑色，緑色，青色，紫色のような涼しさや爽やかさのある寒色系の色相は日本人と米国人では異なっている。特に黄緑色は米国人にとっては食欲が減じ食物の色としては悪くなるが，日本人はその逆である。さらに，緑色，青緑色，青色，紫色は，ごくまれに見かける色だが，日本人と米国人では異なるようである（図1-1）。寒色系は食欲を抑えることもできるが，気分を落ち着かせる色でもある。

　食品は多種多様であるが，食品固有の色が最も嗜好性を有していると考える。松本は，トーストに赤色，黄色，緑色，黄緑色，灰色，オレンジ色，あずき色，無着色のバターを塗り「おいしそうに見える色」の程度を10点満点で評価している（表1-4）。その結果，無着色のバターが最も評価が高く，次いで黄色，赤色，オレンジ色と評価が続いた。無着色は，本来，自然なバターの色をしておりおいしそうに見える色をしていると感じているようである。紫サツマイモは紫色で敬遠されるところであるが，従来の合成着色料に比較し天然の色素であるということで受け入れられるようである。要するに天然の色素は，

3．食生活に色は欠かせない　11

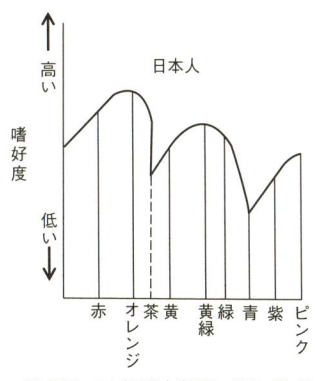
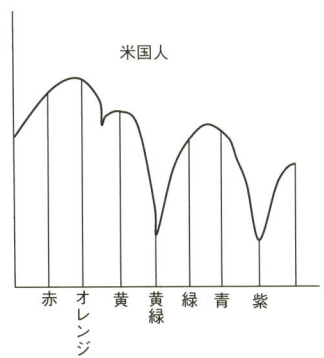

川染節江：日本家政学会誌1987；38(1)：23-31.　　　　Birren.F：Food Technol 1963；17：553

図1-1　食品の色と食欲の関係

自然のものという概念により色に対する感覚が変わり，より食欲を感じさせるのである。

（3）鮮度保持と色

　科学的根拠に基づいて鮮度を表す基準はなく，数値的に表すことが可能であっても市場の取引の現場で役立つものはほとんどない。消費者は，野菜や果

表1-4　トーストに使用したバターの色と嗜好

（人）

色＼点数	1	2	3	4	5	6	7	8	9	10	平均
赤色	—	—	3	—	4	3	—	—	—	—	4.7
黄色	—	—	—	—	2	2	2	4	—	—	6.8
緑色	2	3	3	1	1	—	—	—	—	—	2.6
黄緑色	2	5	2	1	—	—	—	—	—	—	2.4
灰色	6	1	1	—	—	—	—	—	—	—	1.3
オレンジ色	—	—	3	3	3	1	—	—	—	—	4.2
あずき色	2	3	2	3	—	—	—	—	—	—	2.6
無着色	—	—	—	—	—	—	—	—	1	9	9.9

松本仲子：おいしさに関与する感覚，食生活論（澤田寿々太郎ら編），化学同人，1994，p.70

実を購入するとき，味見することもなく目で判断しておいしいかどうかを見極めているのが実情である。鮮度は経験や主観的な判断がなされるため，視覚，触覚による外面的，物理的な面が重視される。

　現在，栽培や品種改良技術の進歩により茎葉が柔らかくアクの少ない野菜が多く生産されるようになり生野菜がサラダとして大量に食べられるようになった。最近は，手軽に購入でき，簡便で，急場に間に合うカット野菜・果実の消費が伸びている。これは日本の食生活が欧米化され，サラダとして食べられるようになったからである。このように生の野菜や果実を食べる最大の理由は，ビタミンや無機質，食物繊維といった有効性成分の補給である。人々は野菜を加熱するとビタミンの大部分が破壊されるのではないかと思い込み野菜を生のまま食べるようになった。しかし，若い女性が太りたくないといって美容食のために，きれいに盛られたサラダを食べているが，サラダを食べる量は欧米に比べて非常に少ない。生に対し煮た野菜は食べやすく，かえって自然に量を多く食べるため摂取するビタミンや無機質の絶対量は生野菜で摂取するより多く食べられる。また，油炒めにすると生野菜で食べるよりカロテンなどのプロビタミンAは体内への吸収率が高くなるものもある。さらに，新鮮な野菜は加熱により色の発現がよくなるものもある。

（4）調理・加工と色の変化

　調理・加工を行う際に，食品を美しく，よりおいしそうに見えるようにすることが食欲にとって重要なことである。アントシアニンを含む食品では色素が退色しないように適切に調理・加工することでそれが可能となる。アントシアニンを含む食材を，「炒める」あるいは「揚げる」といった油脂を用いた調理操作では色の鮮やかさ，安定化が保たれる。これは，油脂がアントシアニンを包み込み疎水状態になるためと考えられる。通常，アントシアニンは水に溶出しやすく，熱に分解しやすいため，「茹でる」操作では，短時間であれば退色または損失は少ないが，長時間では色素が退色しくすんだ色調となる。茹でる際に酢やレモン果汁を加えると短時間であれば発色が良くなる。酢やレモン果

汁の添加は，pHが低いほど鮮やかな色になるというアントシアニンの性質を利用したものである。一方で，アントシアニンはpHが高くなるにつれて色調が青みがかり，発色も悪く鮮やかさがなくなる。pHをアルカリ側に傾ける食品として，卵白や重曹などがあり，それらとアントシアニンを含む食品を併用する場合には色の変化に注意が必要である。

　食品加工では，古くからアントシアニンを含む食材が用いられていて，シソを利用した梅干しへの着色などがあげられる。これもアントシアニンの水溶性と，酸性化での発色の安定性の特徴を利用したものである。現在では市販の漬物に，シソだけではなく，より安定性の高い紫サツイモや赤キャベツなどの色素製剤を利用した商品が多くみられる。アントシアニンは一般的にpH 4.0以下の食品で，橙赤色〜紫赤色の色調となり安定化する。また，漬物に加えられる食塩もアントシアニンの発色，安定化に重要な因子である。その他，調理・加工時に影響を与える要因として，金属イオンがある。アントシアニンは金属イオンの影響を受けやすい色素であり，これを利用したものにナスの漬物や黒豆の煮物がある。ナスに含まれる色素は不安定であり，非常に退色しやすく，それを防ぐために鉄釘や鉄ミョウバンを用いる。これは鉄やアルミニウムイオンとナスニンが結合して錯塩となり安定な青色を得るためである。

第2章　アントシアニンがわかる化学

1．アントシアニンの分類

(1) アントシアニジン

　アントシアニンはフラボノイドの一種である。フラボノイド（ジフェニルプロパノイドC_6-C_3-C_6骨格を共通に持つ植物の二次代謝産物の総称である）は植物の花，葉，根，茎，果実などに広く含まれている。フラボノイドの名称はラテン語のflavus（黄色）に由来する。多くの場合，糖が結合した形（配糖体）で存在しており，水溶性である。フラボン，イソフラボン，フラボノール，カテキン，フラバノン，アントシアニンなどの種類がある。

　アントシアニンは高等植物に普遍的に含まれ，橙～赤～青色と多彩な色を発色し，アントシアニンを含む植物ほど多彩な色を持つ植物色素は他に見当たらない。しかし，アントシアニンに結合している糖や有機酸を除いた部分（非糖部分：アグリコン）で発色に関係している部分をアントシアニジン（化学的にはフラビリウムイオンともいい，C環の1位の酸素上に陽イオンを持つ構造式で表現されることが多い）と呼び，現在23種類知られている。普通見いだされるのは主に6種類で，ペラルゴニジン，シアニジン，ペオニジン，デルフィニ

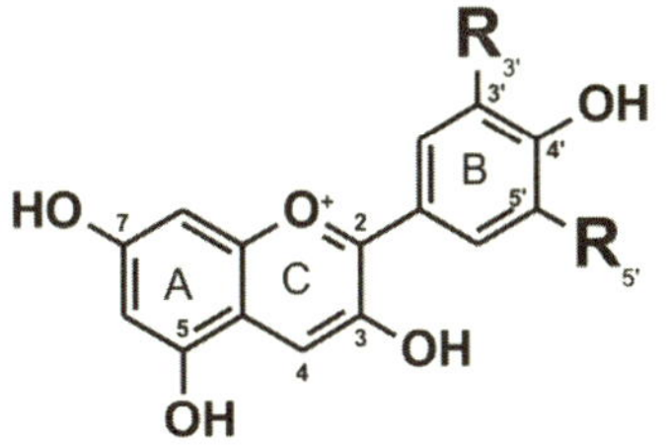

アントシアニジン（略号）	$R_{3'}$	$R_{5'}$
ペラルゴニジン（Pg）	H	H
シアニジン（Cy）	OH	H
ペオニジン（Pn）	OCH_3	H
デルフィニジン（Dp）	OH	OH
ペチュニジン（Pt）	OH	OCH_3
マルビジン（Mv）	OCH_3	OCH_3
OCH_3：メトキシ基　　OH：ヒドロキシ基		

図2-1　主なアントシアニジン

ジン，ペチュニジン，マルビジンである（図2-1）。その構造の違いは，B環に結合しているヒドロキシ基（-OH），メトキシ基（-OCH$_3$）のいずれかが，いくつ結合しているかだけである。アントシアニジンはヒドロキシ基の数が多いほど青みを増す傾向にある。ヒドロキシ基が1つのペラルゴニジンは橙赤色，2つのシアニジンは赤紫色，3つのデルフィニジンは青紫色を示す。また，B環のヒドロシキ基がメトキシ基に置き換わると赤みを帯びる。

アントシアニジンは不安定ですぐ退色してしまうため，ほとんどの植物中では，糖や有機酸が結合した配糖体であるアントシアニンとして水溶液状態で安定に存在する。例外的に，コーリャン種子中には糖が結合していないアントシアニジンのアピゲニニジンが含まれている。

（2）単純な構造のアントシアニン

アントシアニンは高等植物に広く分布し，花，葉，根，茎，果実，あるいは培養細胞中に溶液状態で見いだされている。

アントシアニンは図2-2のように，小はコーリャンなどに含まれるアピゲ

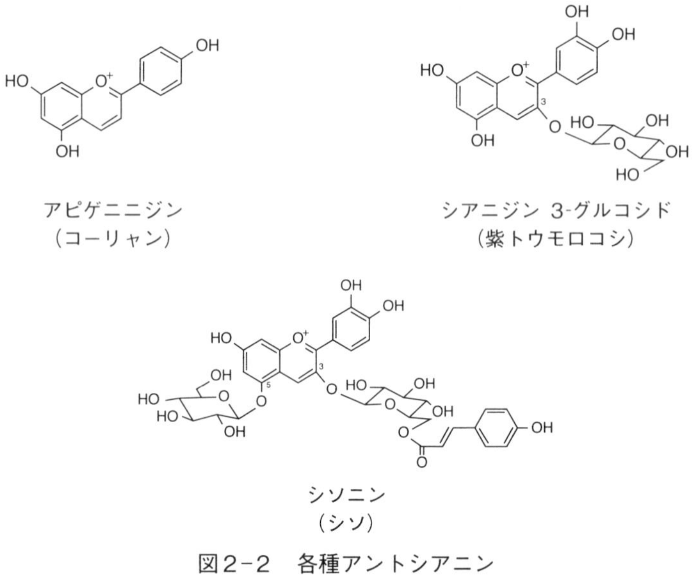

アピゲニニジン
（コーリャン）

シアニジン 3-グルコシド
（紫トウモロコシ）

シソニン
（シソ）

図2-2　各種アントシアニン

表2-1 構造によるアントシアニンの分類

アントシアニン	特徴	種類
1）非アシル化アントシアニン	アシル化されていない	単純な構造のアントシアニン
2）モノアシル化アントシアニン	1つの有機酸でアシル化されている	
3）ポリアシル化アントシアニン	2つ以上の有機酸でアシル化されている	複雑な構造のアントシアニン
4）メタロアントシアニン	金属イオン，ポリフェノールなどと複合体を形成している	
5）二次生成アントシアニン	二次的に生成したもの	
6）その他のアントシアニン	コピグメンテーションを起こしているアントシアニンなど	

ニニジン（分子量 255）から，大はチョウマメ花に含まれるテルナチンA1（分子量 2108）まで知られている。また，分子間で複合体を作っているものとしては，巨大な超分子構造を持つツユクサ花色素コンメリニン（分子量約9000）などがある。

総説"Flavonoids（2006）"によると，アントシアニンは2003年時点で790種以上見いだされており，合理的に分類することは重要である。分類するにはアントシアニンの構造を基にしたものと，含まれる植物種を基にしたものが考えられる。構造を基にした分類は，アントシアニンを色素分子として整理・検索するのに利用される。一方，植物種を基にした分類は植物の化学的分類学の立場からの利用に好都合である。これら2つの分類法については多くの文献に記載されている。ここでは，表2-1のように，構造を基にした分類のうち，有機酸が結合している（アシル化）かどうか，および複合体を形成しているかどうかを基にして6つに分類したものを紹介する。

表2-1の中で，メタロアントシアニンとコピグメンテーションを起こしているアントシアニンはポリフェノールなどと分子間複合体を形成しているが，残りは複合体を形成していない。二次生成アントシアニンは元のアントシアニンが何らかの原因で，構造が変化して生成した色素である。アシル化アントシ

アニンはマロン酸などの脂肪族有機酸，あるいはカフェ酸などの芳香族有機酸（フェノール酸）の持つカルボキシル基とアントシアニンに結合した糖のヒドロキシ基の間で脱水縮合してエステル結合（アシル化）したものがある。脂肪族有機酸と芳香族有機酸の両方を持つ場合もしばしば見受けられるが，この場合は色調や安定性に影響を与える芳香族有機酸の数を基に分類する。アシル化アントシアニンは芳香族有機酸を1分子持つモノアシル化アントシアニンと2分子以上持つポリアシル化アントシアニンに分けられる。なお，モノは"1つ"，ジは"2つ"，トリは"3つ"，ポリは"たくさん"を表すギリシャ語の数詞である。

　"The Flavonoids（1988）"では，他の分子と複合体を作っていないアントシアニンについてのみ分類・掲載してある。それによると進化の進んだ植物ほどヒドロキシル化の程度が高い（ヒドロキシ基の多い）アグリコンを持つ傾向があるが，シアニジンの配糖体が基本とされている。実際，既知アントシアニンの中では，シアニジン系の配糖体の割合が30％と最も高く，シアニジン（30％）＞デルフィニジン（22％）＞ペラルゴニジン（18％）＞ペオニジン（11％）＞マルビジン（10％）＞ペチュニジン（8％）の順である。また，アシル化アントシアニンは，全体の約65％とその占める割合は比較的高く，特に花に多い。また，虫媒花（主として昆虫を媒介して受粉を行う花）として高度に進化した植物の花ほどポリアシル化アントシアニンを持つものが多いとされている。

　アントシアニンはそれ自体のアントシアニジンの化学構造で決まる色調を基本としつつも，他に各種の環境条件によって敏感に構造変化を受け，色調が多様に変化する。影響を与える環境因子としては，色素溶液の濃度，pH（水素イオン濃度指数），温度などや，ポリフェノールなどのコピグメント（助色素），金属イオン，酵素，酸素，アスコルビン酸（ビタミンC），糖類などの共存物質があげられる。このように，アントシアニンはアントシアニジンがわずか6種類しか存在しないにもかかわらず，わずかな環境因子や共存成分の違いに影響を受け，色調などに微妙な変化を起こすことより，植物の多彩な色が生じて

いる。

1) 非アシル化アントシアニン

　非アシル化アントシアニンは有機酸が結合しておらず，単純な配糖体で基本的な構造を持ち，分子量も1000以下と分子のサイズも小さい。結合糖の種類は多い順に，D-グルコース，D-ガラクトース，L-ラムノース，D-キシロース，D-アラビノースなどがある。これらの単糖が単独（単糖類）に，あるいは組み合わさって二糖類，三糖類を構成し，結合している。二糖類としてはソホロース，ルチノース，ゲンチオビオースなどのほかに，ザンブビオース，ラチロース，ラミナリビオース，ロビノビオースなどがある。あまり多くはないものの，三糖類としては2^G-グルコシルルチノース，2^G-キシロシルルチノース，ゲンチオトリオースなどがある。植物中には，アントシアニジンの3位のヒドロキシ基にグルコースが1つ結合した3-グルコシド型アントシアニンと，3位と5位のヒドロキシ基にそれぞれグルコースが1つずつ結合した3,5-ジグルコシド型アントシアニンがしばしば見いだされ，6種類のアントシアニジンのすべての3-グルコシドおよび3,5-ジグルコシド（図2-2のシソニンなど）が存在する。そのうち，最も広範な植物に存在するのはシアニジン 3-グルコシド（図2-2）である。

　食用植物にもシアニジンをアントシアニジンとするものが最も多い。クロダイズ，紫トウモロコシ，黒米，桑の実には最も一般的なアントシアニンのシアニジン 3-グルコシドが含まれている。一方，ブドウ，ブルーベリーなどにはデルフィニジン，ペオニジン，マルビジン，ペチュニジンなどの3-グルコシドも含まれる。このほか，イチゴ，リンゴ，モモ，サクランボなど多くの果実の表皮にもアントシアニンが含まれている。また，ブルーベリー（ビルベリー）などは，ペラルゴニジン以外の5種類のアグリコンに対してそれぞれ3種類の糖（グルコース，ガラクトース，アラビノース）が結合して，合計15種類の3位配糖化アントシアニンが果実中に存在することが知られている。

　いずれの非アシル化アントシアニンとも弱酸性から塩基性水溶液では不安定で，アントシアニジンの2位（や4位）の炭素に対して水分子の求核付加反応

が起こり（水和反応），比較的すみやかに退色する。糖の種類によらず3位配糖体（3-グリコシド）のほうが3位，5位配糖体（3,5-ジグリコシド）より相対的に安定である。

2）モノアシル化アントシアニン

脂肪族有機酸のみが結合したアシル化アントシアニンは紫トウモロコシ中のシアニジン 3-マロニルグルコシドなどマロン酸を持つものが最も多く，その他，酢酸，シュウ酸，コハク酸，リンゴ酸などが知られている。精製中に糖と有機酸の間のエステル結合が切れやすいため，以前はよく非アシル化アントシアニンと思われて見逃されていたが，抽出・精製法や分析法の進歩とともに，見いだされるようになった。

芳香族有機酸が1つ結合したモノアシル化アントシアニンは，芳香族有機酸としてパラクマル酸，カフェ（コーヒー）酸，フェルラ酸，シナピン酸などのヒドロキシケイ皮酸類や没食子酸などのヒドロキシ安息香酸類などが結合している。シソの葉に含まれるシソニン（シアニジン 3-パラクマロイルグルコシド-5-グルコシド）やマロニルシソニン，ナス果皮中のナスニン（デルフィニ

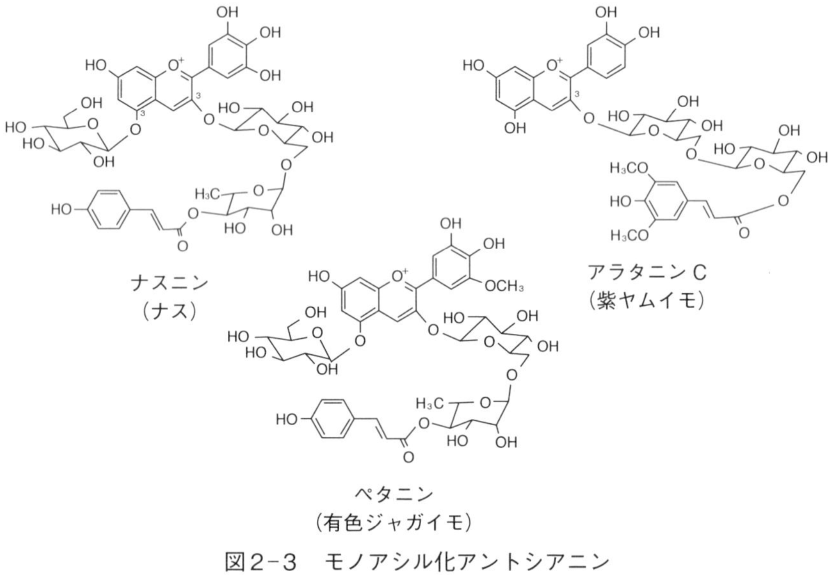

ナスニン
（ナス）

アラタニンC
（紫ヤムイモ）

ペタニン
（有色ジャガイモ）

図2-3　モノアシル化アントシアニン

ジン 3-パラクマロイルルチノシド-5-グルコシド），紫ヤム塊茎中のアラタニンC（シアニジン 3-シナポイルゲンチオビオシド），有色ジャガイモ塊茎中のペタニン（ペチュニジン 3-パラクマロイルルチノシド-5-グルコシド）などは芳香族有機酸が１分子結合している例である（図２−３）。ブドウ，紫キャベツ，赤ダイコン，紫サツマイモなどもモノアシル化アントシアニンを含むことが知られている。モノアシル化アントシアニンは非アシル化アントシアニンと同様に，弱酸性から塩基性水溶液で不安定で退色しやすいことが知られている。

（3）複雑な構造のアントシアニン

複雑な構造をとるアントシアニンには，ポリアシル化アントシアニン，メタロアントシアニン，二次生成アントシアニンなどが含まれる。

1）ポリアシル化アントシアニン

ポリアシル化アントシアニンは，芳香族有機酸が２分子以上結合しているため，構造が複雑で分子量も1000～2000と大きい。

紫サツマイモ，紫キャベツ，赤ダイコンなどには主に２分子の芳香族有機酸

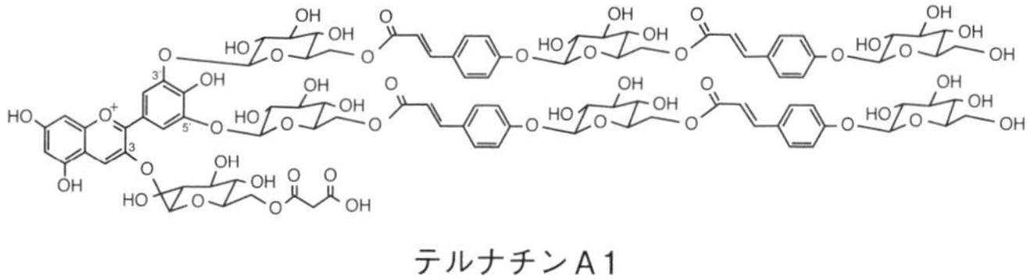

テルナチンＡ1
（チュウマメ花）

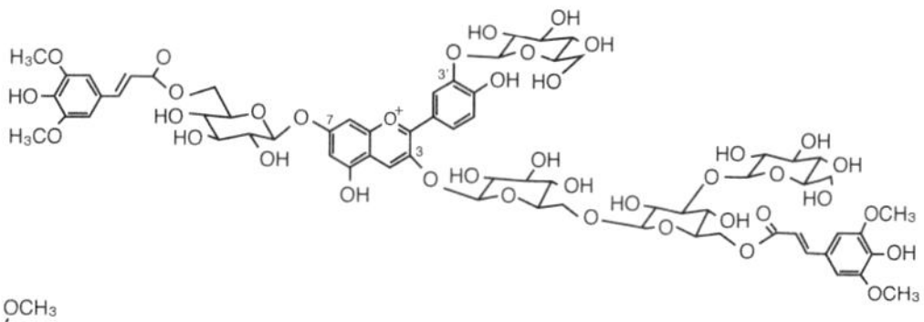

アラタニンＡ
（紫ヤムイモ）

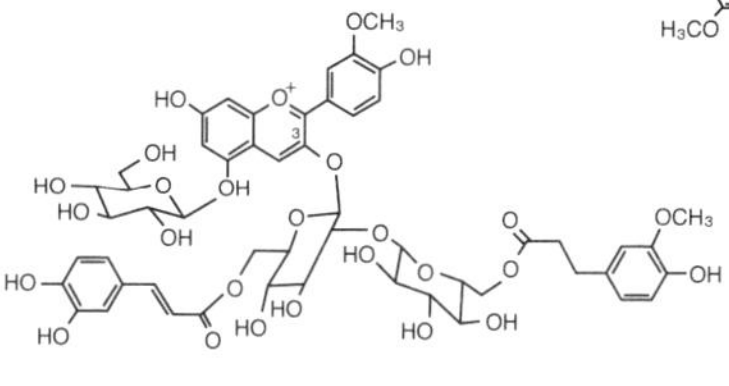

ＹＧＭ-6
（紫サツマイモ）

図２−４　ポリアシル化アントシアニン

を持つポリアシル化アントシアニンが多種類含まれる。いずれも，3-ソホロシド-5-グルコシドを基本骨格としている。例えば，紫サツマイモ中には，ペオニジンとシアニジンの3-ソホロシド-5-グルコシドを基本骨格とし，それにカフェ酸とカフェ酸，カフェ酸とフェルラ酸，カフェ酸とパラヒドロキシ安息香酸の組み合わせで結合したポリアシル化アントシアニンが主体で，ほかも加えると20種類以上含まれている。YGM-1～7と命名されており，高濃度に含まれているため加工食品に広く利用されている（祖先の品種名"山川紫：Yama Gawa Murasaki"にちなんで YGM と命名）。紫ヤムイモ中には赤紫色のシアニジン 3-ゲンチオビオシドを基本骨格としたポリアシル化アントシアニンであるアラタニンA，Bなどが含まれる（図2-4）。

　特に，ポリアシル化アントシアニンは紫～青色系の花色素に多く，複雑な構造を持つことが多いため，複雑になりすぎる化学名ではなく，慣用名で記載されることが多い。西洋アサガオのヘブンリーブルーアントシアニン（芳香族有機酸3分子）やチョウマメ花のテルナチンA～D（芳香族有機酸2～4分子）など多数見いだされている。

　ポリアシル化アントシアニンは中性水溶液中で比較的安定なため，食品の着色料としての応用が試みられている。例えば，Asen（エーセン，1979）らは食用色素として，ペオニジン 3-ジカフェオイルソホロシド-5-グルコシドの特許を取得している。

2）メタロアントシアニン

　メタロアントシアニンは金属イオンと結合しているのが特徴のアントシアニンで，花の青色色素としていくらか見いだされている。現在よく知られているのは，ツユクサのコンメリニンやヤグルマギクのプロトシアニンなどである。いずれも，鮮やかな青色を呈しており，複雑な構造を持つことが明らかにされた。フラボノイドとコピグメンテーションしたうえに，金属イオンとキレート結合した超分子構造を取っており，かなり安定であるため，取り出して結晶化も可能である。コンメリニン（口絵4）はマロニルアオバニン(M)というマロン酸が結合したアシル化デルフィニジン配糖体とフラボコンメリン(F)という

フラボンが6分子，同種および異種分子同士の分子間コピグメンテーションにより会合し，さらに4分子のマグネシウムイオン(Mg^{2+})と錯体を形成した構造［$M_6F_6Mg_4$］をしている。同様に，プロトシアニン（口絵4）はスクシニルシアニン(Su)というコハク酸が結合したアシル化シアニジン配糖体とマロニルフラボン(Mf)というマロン酸が結合したフラボン，マグネシウムイオン(Mg^{2+})，鉄イオン(Fe^{3+})およびカルシウムイオン(Ca^{2+})の複合体［$Su_6Mf_6MgFeCa_2$］である。

3）二次生成アントシアニン

赤ワインには原料の赤ブドウの果皮，果汁，種子から溶出したアントシアニンや多くのポリフェノールが多量に溶け込んでいる。色調は貯蔵・熟成中に赤

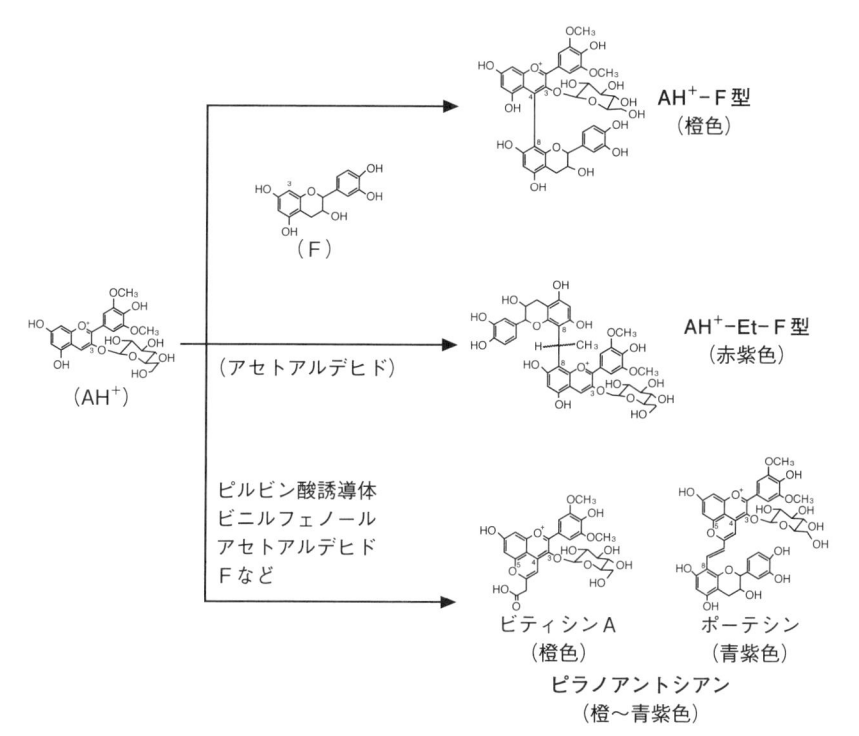

図2-5　赤ワイン中の縮合色素と生成
AH^+：フラビリウムイオン，F：フラバノールまたはシュード塩基，Et：エチル架橋

から橙赤褐色に徐々に変化し，同時に退色しにくくなってくる。この色調変化と安定化機構の研究を通じて，赤ブドウ由来アントシアニン類が，共存するアントシアニンの水和物（シュード塩基）やフラバノール（カテキンやタンニン），および酵母の糖分解産物（アセトアルデヒド，ピルビン酸やその誘導体，4-ビニルフェノール類）などと反応して，新たなアントシアニンの縮合色素類が生成することが判明した。これらは，さらにより安定なポリマー型色素に縮合していくものと考えられている。図2-5に示すように，主な赤ワイン関連縮合色素は3種類知られている。AH^+-F型色素はアントシアニンのフラビリウムイオン（AH^+）の4位炭素と，無色のフラバノールやシュード塩基（F）の8位炭素が直接結合した色素で，橙色を呈する。AH^+-Et-F型色素はフラビリウムイオンの8位炭素とフラバノールやシュード塩基の8位炭素がアセトアルデヒド（エチル架橋）を介して縮合した赤紫色の色素である。水溶液の弱酸性pHやワイン製造の際に用いる亜硫酸ガス（SO_2）には安定であるが，元の成分に分解しやすい。

　また，ピラノアントシアニン類はフラビリウムイオンの4位炭素にピルビン酸（またはピルビン酸誘導体）などが縮合し，4位炭素と5位炭素の間で結合し環状になった二次生成色素で，橙色〜紫色を呈する。マルビジン 3-グルコシドにピルビン酸が縮合したものはピラノアントシアニン類の基本型と考えられるビティシンAで，ポートワインなどで最初に見いだされた。同様に，ビティシンにさらにビニル基を介してFが縮合した，青紫色のポーテシン類が熟成の進んだポートワイン中に認められている。ピラノアントシアニン類は4位炭素が置換されているため，弱酸性〜中性のpHやワイン醸造で用いられるSO_2に対して比較的安定で退色しにくい。

　その他，二次生成アントシアニン誘導体でフラボノイドやタンニン成分との重合などでより複雑に高分子化した色素で，分子量や構造が明確でないものが多くある。大麦の発酵でできた紫色の安定な色素ホルデミンなどが代表的である。

4）その他の複雑な構造のアントシアニン

　花や果実のアントシアニンは色素そのもの，あるいは共存するフラボノイドやタンニンなどの無色～淡色の化合物（助色素）と弱い結合で会合し，分子間で複合体を形成していることがあり，コピグメンテーション（異分子間会合）と呼ばれている。このコピグメントしたアントシアニンはより青色化，濃色化，および安定化している。多くの植物の花で観察されるが，結合が弱いため，複合体をそのままの形で取り出すのは不可能とされている。

　また，アントシアニンとフラボンやフラボノールがマロン酸，コハク酸などのジカルボン酸を介して結合しているアントシアニンもいくつか知られている。ホテイアオイの青紫色花のアントシアニンは，デルフィニジン 3-ゲンチオビオシドとフラボン（アピゲニンあるいはルテオリンの配糖体）の間で，分子内コピグメントとして作用するため，青みを帯び，安定化している。

2．アントシアニンの性質

（1）紫外・可視吸収スペクトル

　光は電波やX線などと同じ電磁波で，その波長に応じたエネルギーを持っている。光のエネルギーは $E = h\nu = h \cdot c / \lambda$（$E$はエネルギー，$h$はプランク定数，$\nu$は光の振動数（単位はHz），$c$は光の速さ（約30万キロメートル毎秒），$\lambda$は光の波長（単位はナノメータ nm，$1\,\text{nm} = 10^{-9}\,\text{cm}$）で表され，光の振動数に比例し，波長に反比例する。一般に物質はある一定の光を吸収するが，紫外部（200～400 nm）から可視部（400～800 nm）にかけての波長域の光のエネルギーを吸収すると，物質を構成する分子中の電子がエネルギーの低い（基底状態）軌道からよりエネルギーの高い（励起状態）軌道へ移動（遷移）する。一般に物質の色はヒトの目に見える波長の光（可視光）の一部を物質が吸収して，反射した残りの可視光がヒトの目に補色として強調されて見える。色素分子は可視光の一部を吸収する構造部分（発色団）を持つ。色素分子中の発色団は，二重結合と単結合が1つおきにつながった（共役した）特徴的

な構造を持っており，この共役系が長く伸びた場合，ヒトの目に見える波長の光（可視光）を吸収できるようになる。アントシアニンの発色団は共役系を持つアントシアニジン部分である。

　物質に対する光の吸収を測定すると，物質に特有の紫外・可視吸収スペクトル（Ultraviolet and Visible absorption spectrum，以下 UV-Vis スペクトルと略す）が得られる。UV-Vis スペクトルは，物質の電子に関する状態を示すことから，電子スペクトルとも呼ばれる。UV-Vis スペクトルを測定するには，紫外・可視自記分光光度計が用いられる。試料の溶液に波長を連続的に変化させて紫外光や可視光を照射し，試料の吸収の強さ（吸光度）を連続的な曲線として表したものが UV-Vis スペクトルである。試料の UV-Vis スペクトルにより，予想される物質のスペクトルと比較してその吸収の位置やスペクトルパターンから同定ができたり，不純物などの存在が推定できたりする。また，吸光度は物質の濃度に比例するため「$A = \varepsilon c l$，Lambert-Beer（ランベルト・ベール）の法則」（ここで A は吸光度，ε は分子に特有のモル吸光係数，c は試料のモル濃度（モル／L），l は光が通る試料溶液の長さ（cm）を表している）で表され，精度のよい定量分析ができる。

　抽出したアントシアニン試料の UV-Vis スペクトルを測定するには，通常は安定化のために，0.01〜0.1％塩酸酸性メタノールなどの酸性溶媒に溶解して測定することが行われている。強酸性溶媒のためアントシアニンは主に赤いフラビリウムイオンの形になっている。アントシアニンの UV-Vis スペクトルは紫外部に1つと可視部に1つの吸収の山（極大吸収）を持つのが特徴である。紫外部吸収は270〜290 nm 付近で，アントシアニンの種類によらず一定している。また，可視部吸収は520 nm 付近で，アントシアニジン（フラビリウム）骨格の吸収に由来するもので，アントシアニン自体の構造（アントシアニジンの種類や配糖化パターン，アシル化の有無など）や環境（濃度，溶液のpH，共存物の種類など）によって変動し，この吸収により色調が決まる。

　前述のように，アントシアニンの色調は結合している糖の結合様式によって影響を受ける。例えば，図2-6に示すように3-グルコシド型のペラルゴニジ

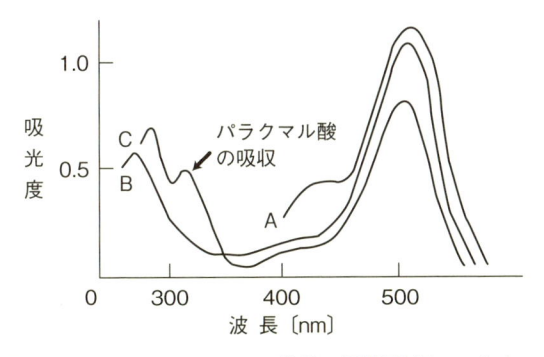

図2-6 アントシアニンの紫外・可視吸収スペクトル
A：ペラルゴニジン 3-グルコシド
B：ペラルゴニジン 3,5-ジグルコシド
C：ペラルゴニジン 3-パラクマロイルグルコシド-5-グルコシド

ン 3-グルコシド（A）は440〜460 nm付近の吸収が比較的高く，可視部の極大吸収（510 nm付近）の肩のように見えるが，3,5-ジグルコシド型のペラルゴニジン 3,5-ジグルコシド（B）ではこの吸収は極めて低い。これを，利用して（440 nmの吸光度）／（アントシアニジン由来の可視部の極大吸収の吸光度）の割合が40％以上と大きいものは3-グリコシド型，20％付近なら3,5-ジグリコシド型と，アントシアニンの5位ヒドロキシ基の糖置換パターンを推定・確認することができる。440 nm付近の吸収を持たない（吸収バンド幅が小さい）3,5-ジグリコシド型アントシアニンの水溶液は，見かけ上，3-グリコシド型より透明度の高い鮮明な色調を持つ。

　アシル化アントシアニンでは，芳香族有機酸とアントシアニジンの芳香環同士の疎水結合で分子内会合を起こし，可視部吸収の波長が長波長に移動し（レッドシフトまたは深色効果），吸光度が大きくなる（濃色効果）ため，青みがかる。この傾向はアシル基の多いポリアシル化アントシアニンほど大きくなる（分子内サンドイッチ型スタッキング）。また，アシル化アントシアニンでは芳香族有機酸の吸収が加わる。ヒドロキシケイ皮酸類を持つ場合は310〜335 nm付近の，ヒドロキシ安息香酸類を持つ場合は250〜260 nm付近の吸収（ただし，250 nm付近の吸収はアントシアニジン自体や溶媒の吸収が重なる場

合があり判別しにくい）が加わる。これらの吸収が存在すれば，芳香族有機酸のアシル化アントシアニンであることが判定できる。また，これらの吸収の吸光度は結合している芳香族有機酸の数に応じて高くなるので，これを利用して（芳香族有機酸の極大吸収の吸光度）／（アントシアニジン由来の可視部の極大吸収の吸光度）比の値の大きさにより，芳香族有機酸の数を推定できる。図2－6（C）はモノパラクマロイル型のペラルゴニジン3-パラクマロイルグルコシド-5-グルコシドのスペクトルで，非アシル化アントシアニン（図2－6（A）や（B））に見られない310 nm 付近のパラクマル酸の吸収の山を持っている。

　アントシアニンの色調は共存物質によっても影響を受ける。アントシアニンの濃度が高い場合はアントシアニン同士が分子間で会合を起こし（自己会合），吸光度が高く（濃色効果）なる。また，他のフラボノイドやポリフェノールが共存している場合は，アントシアニンと分子間での会合を起こし，複合体を形成してコピグメンテーション（異分子間会合）による深色効果や濃色効果を起こす。これをコピグメンテーション効果といい，多くの植物の花で観察される。

　その他，アルミニウムイオン（Al^{3+}）や鉄イオン（Fe^{3+}）が共存する場合は，これらの金属イオンがアントシアニンと配位（キレート）結合して金属錯体をつくるために，劇的に深色効果や濃色効果を起こす。ただし，すべてのアントシアニジンが反応するのではなく，B環に隣り合ったヒドロキシ基（カテコール構造）を持つシアニジン，デルフィニジン，ペチュニジンのみ特異的である。これを利用して，未知のアントシアニン溶液にアルミニウムイオン溶液を加え，可視吸収スペクトルを測定し，深色効果や濃色効果の有無を調べることで，B環に隣り合ったヒドロキシ基を持つかどうかを判定・確認することができる。この原理を利用したものとして，ナスの皮のナスニン（アシル化デルフィニジン配糖体）の鮮やかな紺色を変色させないため，ナスのぬか漬けにミョウバン（アルミニウムイオン）や鉄クギ（鉄イオン）を入れて，ナスの色を安定させることが行われている。

　抽出したアントシアニンではなく，生きた花の中のアントシアニンの状態を

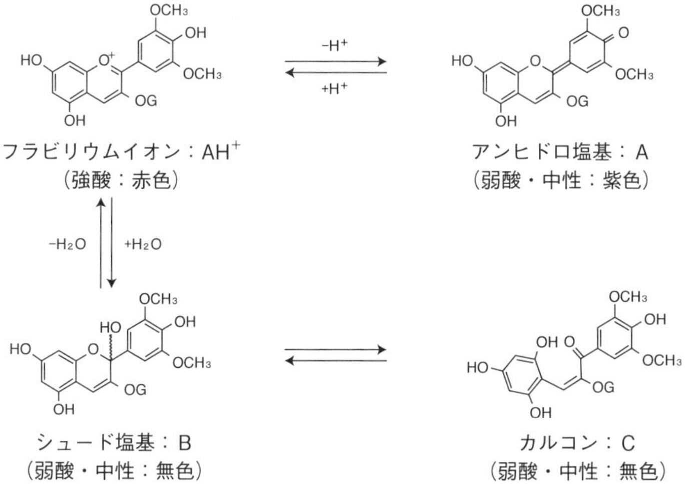
OCH3
OH
HO
OCH3
OG
OH
−H+
+H+
O
フラビリウムイオン：AH+
（強酸：赤色）
アンヒドロ塩基：A
（弱酸・中性：紫色）
−H2O
+H2O
シュード塩基：B
（弱酸・中性：無色）
カルコン：C
（弱酸・中性：無色）

図2−7　マルビジン 3-グルコシドの pH による構造変化（G：D-グルコース）

そのまま知りたい場合は，生花弁中をそのまま分光光度計でアントシアニンの紫外・可視吸収スペクトルを測定することができる。植物細胞は弱酸性溶液であり，多くのポリアシル化アントシアニンは可視部に特徴的な３つの極大吸収を示すことが知られており，構造の推定ができる。これは弱酸性でも比較的安定なポリアシル化アントシアニンがフラビリウムイオン，アンヒドロ塩基，アンヒドロ塩基の陰イオンの平衡状態で混在して，それぞれの極大吸収があるためと考えられる。

（2）pH による（吸光度変化と）構造および色調変化

溶液の酸性の度合い（酸性度といい，pH で表すことが多い）は溶液中の水素イオン（H^+）の濃度で決まる。水素イオンは，水素原子（H：最も簡単な元素で原子核である陽子１個と電子１個から構成されている）から，電子がとれたものである。したがって，水素イオンは場合によっては,「水素の原子核」,「陽子（プロトン)」などとも呼ばれる。

一般に，アントシアニンは溶けている溶液の pH（酸性度）に応じて様々な構造変化を起こす。この構造変化に伴い吸収パターンも変化し，pH 指示薬の

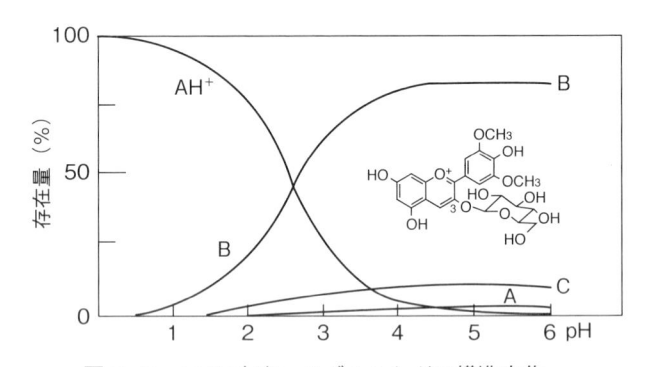

図2-8 マルビジン 3-グルコシドの構造変化
Brouillard R. et al : J Am Chem Soc 1982 ; 104 ; 7585-7590.

ようにpHによって色調が変化する。低pHでは赤色，中性付近で紫，高pHで青～緑色となる。

pHの変化によるアントシアニンの構造変化の特徴は，Brouillard（ブルイヤール）ら（1982）の研究を中心に明らかになった。それによると，アントシアニン分子は4種の構造（分子種）を持ち，弱酸性の水溶液中では4種の分子種が平衡状態で存在することをつきとめた。それらは赤色のフラビリウムイオン（AH$^+$），紫色のアンヒドロ塩基（またはキノノイダル塩基）（A），無色のシュード塩基（またはカルビノール塩基）（B），およびカルコン（C）である（図2-7）。

図2-8は，マルビジン 3-グルコシドの4種の分子種の存在量のpHによる変化の例を示している。アントシアニンがpH2以下の強酸性水溶液に溶けている場合，水素イオンが高濃度に溶液の中にあり，アントシアニジン部に水素イオンが付加したフラビリウムイオン（AH$^+$）になる。このイオンはB環部分の置換様式や構造にかかわりなく，赤い色（520 nm付近の吸収）を持つ。この溶液のpHを上げてゆくと弱酸性から中性付近で徐々にフラビリウムイオンはプロトン（H$^+$）を放出してアンヒドロ塩基型（A）に構造変化すると共に紫色に変化する（酸塩基平衡）。通常，アンヒドロ塩基は混合物として存在する。さらに，アルカリ性にすると，中性分子からもう1つ水素イオンがと

2. アントシアニンの性質

れて，不安定なアンヒドロ塩基の陰イオン（AH⁻）となり，青色を示す。

一方で，フラビリウムイオン（AH⁺）は水分子と反応して水和され，無色のシュード塩基（B）になる（水和平衡）。シュード塩基（B）は次にゆっくりと環が開き，無色のカルコン型（C）へと平衡化し，見かけ上は退色する（互変異性平衡）。

発色部分の共役系が長いため，フラビリウムイオン（AH⁺）やアンヒドロ塩基（A）は色を持っている（可視光を吸収する）。しかし，水和により共役系のつながりが短くなったシュード塩基は，紫外線しか吸収ができなくなるので，ヒトの目に色は見えなくなり，無色の溶液となる（図2-7）。このように，多くの場合，中性付近の水溶液中ではアントシアニンは不安定で，水和反応を受けて無色の分子となる性質を持っている。

マルビジン 3-グルコシド（図2-8）の場合，フラビリウムイオン（AH⁺）は溶液のpHが0.5以下のときのみ単一に存在する。pHの上昇に伴い，その濃度は減少し，シュード塩基（B）に水和され，両タイプが等量存在するときのpHは2.6である。一方で，フラビリウムイオン（AH⁺）はプロトン（H⁺）を放出してアンヒドロ塩基型に構造変化しており，AH⁺とAが等量存在するときのpHが4.3である。pHが2.6では少量の無色のカルコン（C）と紫色のアンヒドロ塩基（A）も存在し，カルビノール型（B）の割合はAH⁺の消失と相まってpHと共に増大する（pH 2.6〜4.5）。pH 4.0〜5.5間では2つの有色型（AH⁺とA）が非常に少ないため，アントシアニン溶液の色はほとんど消失している。pH 5.5以上で存在する唯一の有色種はわずかしか存在しないアンヒドロ塩基型である。したがって，マルビジン 3-グルコシドはpH 4〜6の範囲では退色が速やかに起こる。また，他の3-配糖体型アントシアニンも同様の構造変化と色調変化を起こす。

アピゲニニジンは，3位にヒドロキシ基をもたない（3-デオキシ）アントシアニジンである。pH 0〜2.5でフラビリウムイオン（AH⁺）型として存在し，pH 2.5〜6ではAH⁺とAとBとCの平衡混合物として存在し，pH 6以上においても紫色のアンヒドロ塩基（A）として存在するため退色が起きにくい（図

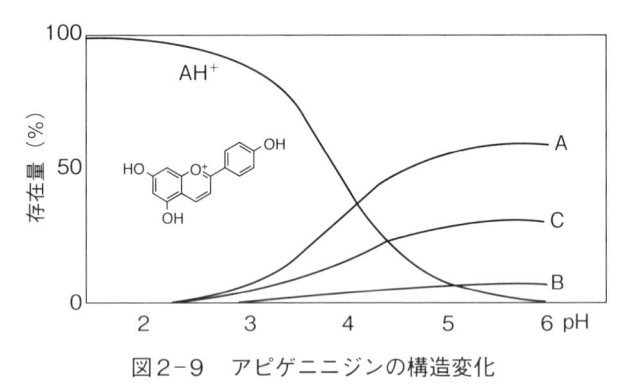

図2-9 アピゲニニジンの構造変化
Markakis P. (ed)：Anthocyanins as Food Colors, Academic Press, New York, 1982.

2-9)。アピゲニニジンの場合，5位ヒドロキシ基が中性溶液中でのアンヒドロ塩基（A）の色調を安定化させていると推定されている。したがって，アピゲニニジンのような3-デオキシアントシアニジンは，中性溶液でも，発色型のアンヒドロ塩基（A）が比較的安定なため食品などの着色に適用可能と考えられる。

　さらに，Brouillard（1982）は，アントシアニン溶液を加熱することでその平衡がカルコン型（C）の方向へ傾き，結果的に有色型（AH^+とA）の減少が起こることを見いだした。したがって，冷却したり，酸性にすることでアンヒドロ塩基（A）とシュード塩基（B）はフラビリウムイオン（AH^+）型に可逆的に変化し，退色が食い止められる。このように，食品加工においてアントシアニンを含む果汁飲料などの冷却や酸性化は退色防止の操作として考慮すべき点である。

第3章　アントシアニンの退色と安定性

1．酸性溶液中のアントシアニン

（1）温度と紫外線の影響

　アントシアニンは，色素の置かれた環境に大きな影響を受けやすい性質を持つ。色調に変化を与える因子としては，色素自体の構造的要因と外部の環境的要因があげられる。すなわち，色素構造や濃度など色素自体に原因があるもの，外部の環境要因である色素溶液のpH，温度などの物理的要因や，ポリフェノール類や金属イオン，酵素，酸素，L-アスコルビン酸（ビタミンC），糖，食塩などの共存物質の存在などの化学的要因がある。

　アントシアニンは溶液のpHの影響を受けやすく，pH3以下の酸性溶液で安定な赤色を示すが，弱酸性から中性付近の水溶液中では不安定な状態となり退色しやすい。一般的に植物細胞のアントシアニンは，液胞中に存在している。液胞中のpHは弱酸性のpH4～6程度で，この状態ではアントシアンの構造は不安定となるが，液胞中ではアントシアニンのアントシアニンジンの芳香環の面同士が重なり合った自己会合，金属イオンやコピグメント化合物（助色素）と共存してコピグメンテーションなどにより安定な状態になっていると考えられている。食品でも同様の安定化が見られ，赤ワインの色が安定化しているのは，アントシアニンの自己会合やタンニンなどのポリフェノール類とのコピグメントが起こっているからである。また，食塩や鉄，ミョウバンなどの影響でアントシアニンが安定化する現象は，ナスの漬物や黒豆の煮物などに見られる。

　アントシアニンの基本的な性質としては，①酸性溶液で抽出される，②酸性溶液で安定な赤から橙色，中性溶液では無色，塩基性溶液では青色から緑色を

呈する，③加熱や紫外線に弱い，などがある。

　アントシアニンを植物から抽出するときは，pH 4以下の酸性水あるいは酸性アルコール水を用いる。特に，pH 3以下では安定に抽出が行われる。pH 4～5程度の酸性溶液でもアントシアニンを抽出できるが，この条件では不安定であり，さらにポリフェノールオキシダーゼによって酸化され変色してしまうことがある。野菜や果物を切断すると切り口が酵素褐変するような植物は，ポリフェノールオキシダーゼ活性を有するものが多い。この酵素活性が高い植物からアントシアニンを抽出するには，pH 3以下の条件にするか，5℃以下の低温下にする，あるいは食塩，亜硫酸，ビタミンC，エリソルビン酸，その他有機酸などにより褐変反応を阻害するポリフェノールオキンダーゼを不活性にする必要がある。

　表3-1にpH 3の酸性条件下で0.2 mg/mLに濃度を調整したアントシアニン溶液を80℃で18時間加熱処理あるいは880 μW/cm^2・minの紫外線を18時間照射した後に色素の残存率を測定した結果を示したが，これは室温で4～6ヶ月間保存した条件に近いものである。

　赤キャベツや赤ダイコン，赤カブ，紫サツマイモ，紫ヤムイモのアントシアニンには含まれる色素の数が多く，それらの色素に有機酸が結合しているアシル化アントシアニンの割合が多い。これらアントシアニンは加熱や紫外線に対して安定な傾向を示している。そのため，長期間，直射日光が当たり続ける葉部であったり，貯蔵器官の根であったりするところにアントシアニンが存在しており，比較的安定性の高い構造になっていると考えられる。イチゴやブドウ，クロダイズ，ナスなどでは，含有するアントシアニン色素の種類が少なく，さらに主要な色素（メインピーク）の割合が高く，アシル化している率も低い。これらのアントシアニンは不安定なものが多い。貯蔵組織である紫および赤ジャガイモのアントシアニンは，塊根ではなく塊茎であるため，紫サツマイモ塊根のアントシアニンより比較的不安定な色素であるが，これは茎の延長であることが影響しているものと考える。

　アントシアニンはヒトに安全性が高く，自然な色合いを持つため，伝統食品

表3-1 アントシアニンの加熱，紫外線照射における安定性と高速液体クロマトグラフィーデータ

アントシアニン	色素残存率（%）加熱	色素残存率（%）紫外線	高速液体クロマトグラフィー ピーク[a]	高速液体クロマトグラフィー アシル[b]	高速液体クロマトグラフィー メイン(%)[c]
赤キャベツ	60	43	12	4	38
シソ	44	48	10	3	50
ナス	22	18	4	1	94
紫タマネギ	38	47	10	4	42
赤ダイコン	54	69	8	3	39
赤カブ	46	59	5	4	63
クロマメ	19	26	6	1	72
紫サツマイモ					
（山川紫）	71	74	9	8	30
（種子島紫）	63	68	13	6	25
有色ジャガイモ					
（インカパープル）	47	27	7	3	57
（インカレッド）	66	53	8	3	71
紫ヤムイモ	77	65	9	4	38
イチゴ	24	6	3	―	91
ラズベリー	30	8	6	―	62
ブドウ（巨峰）	32	44	7	2	50
プラム	33	18	6	―	44
リンゴ	12	10	3	―	85

a：全アントシアニンピーク数，b：アシル化アントシアニンピーク数，c：メインピーク含有量（%），
アントシアニン色素量：0.2 mg/mL（pH 3.0）
加熱：80℃，18時間，紫外線照射：880 μW/cm^2・min，18時間

では，シソによる梅漬け，ブドウの赤ワイン，ベリー類のジャム，赤かぶ漬けなどのようにアントシアニンを含む野菜や果物を利用した加工食品の色漬けに利用されている。比較的熱や光に安定性のある赤キャベツや紫サツマイモ，赤ダイコンのアントシアニンでは，工業的に抽出された色素製剤が加工食品の着色料（添加物）として用いられている。安定性の面から見れば，合成色素ではほとんど退色しない条件下でも退色が起こり，食品への着色での利用の制約を受ける。しかし，抗酸化性など生体内酸化ストレスを防止する機能や様々な健康維持機能などの3次機能性が注目され，着色以外の食品への利用が求められているが，安定に利用できる技術の開発が必要である。

（2）添加物の影響

　食品の色は，人に食欲をもたらすとともに鮮度の指標にもなる。アントシアニンは，酸性側では比較的安定であるが食品に含まれる種々の成分により色調が影響を受けたり，調理，加工および貯蔵など過酷な条件にさらされると退色してしまうこともある。原材料の色調が変化せず安定のまま維持できることが最も良いが，それにはアントシアニンの性質を把握しておく必要がある。ここではpH 3.0の酸性域において紫トウモロコシと赤キャベツのシアニジン系アントシアニンに及ぼす無機塩類，有機酸類，糖類やフェノール類の影響を述べる。

1）無機塩類

　紫トウモロコシと赤キャベツの両アントシアニン溶液に塩化ナトリウム，硫酸マグネシウム，硫酸第一鉄，硫酸銅，塩化カルシウム，ミョウバンおよび硝酸ナトリウムの無機塩類を添加したときの色調は，硫酸第一鉄の場合，b値が正の方向に移動してオレンジ色へと変化するが，硫酸銅はa値とb値が負に大きく移動し，青色へと変化する。この青変は果実缶詰から溶出するスズや鉄で問題になったことがあるが，缶内面の塗装により解決されている。塩化ナトリウム，硫酸マグネシウム，塩化カルシウム，ミョウバンおよび硝酸ナトリウムの無機塩類は無添加に比べa値が正に移動し，より赤色を濃くするためよい影

表3-2　無機塩類によるアントシアニンの色調変化

	紫トウモロコシ a値	紫トウモロコシ b値	赤キャベツ a値	赤キャベツ b値
無添加	18.6	5.8	33.7	−8.2
塩化ナトリウム	19.2	6.0	36.2	−9.9
硫酸マグネシウム	21.3	5.0	37.4	−6.1
硫酸第一鉄	16.0	26.2	30.5	17.0
硫酸銅	2.2	−2.7	21.5	−20.9
塩化カルシウム	21.5	7.3	41.1	−5.1
ミョウバン	27.0	9.2	48.1	−5.3
硝酸ナトリウム	24.9	8.0	42.7	−4.8

無機塩濃度：0.1モル溶液
アントシアニンはマッキルベイン緩衝液（pH 3.0）に溶解

響を与えている（表3-2）。

　紫トウモロコシと赤キャベツの両アントシアニン溶液（pH 3.0）に塩化ナトリウム，硫酸マグネシウム，塩化カルシウムおよびミョウバンの無機塩類を0モルから0.1モルとモル濃度の増加に伴い相対的吸光度（525 nm）が増加し赤色を濃くする。特に，ミョウバンは吸光度を著しく増加させる。これはアントシアニンのヒドロキシ基にミョウバンのAl^{3+}が作用し錯体を形成して安定化するためである。ナスの塩漬けやぬか漬けの際に少量のミョウバンを加えて紫色を保持させるのはこのためである。イチゴジャムにミョウバンなどを加えて

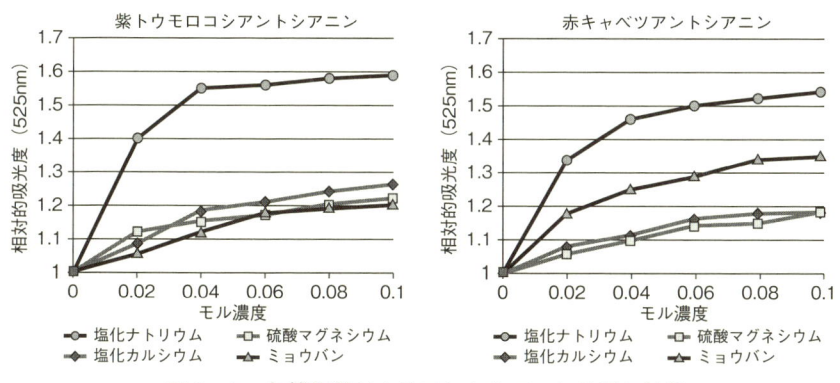

図3-1　無機塩類によるアントシアニンの濃色効果

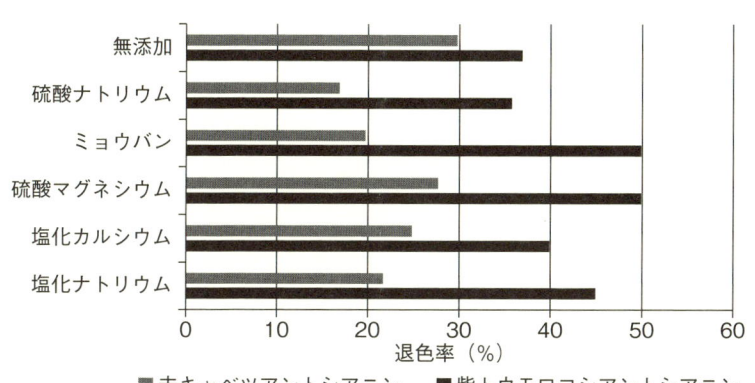

図3-2　無機塩類添加アントシアニンに及ぼす加熱の影響

加熱温度：80℃，加熱時間：7時間

赤色色素の安定化を行うことができるが，果汁に使用する場合は錯塩により沈殿を生じるので使用できない。

次に，無機塩類添加の両アントシアニン溶液を加熱すると，無添加に比較し紫トウモロコシは退色率が高く不安定になるが，赤キャベツは低く安定となる。この違いは，紫トウモロコシアントシアニンは，脂肪族有機酸（マロン酸）が結合しているアシル化アントシアニンであり，加熱により容易にマロン酸が分解を受けて，シアニジン 3-グルコシドとなるが，赤キャベツは芳香族有機酸（パラクマル酸，フェルラ酸，シナピン酸）が結合しているアシル化アントシアニンで脂肪族有機酸に比べ加熱により分解されにくいことによる。一般に加工食品中のアントシアニン類は貯蔵温度が低いほど安定になる。そのため，ジャム，ゼリー，果汁などは低温下に貯蔵されることが望まれる。

2）有機酸類

紫トウモロコシと赤キャベツの両アントシアニン溶液の酢酸，乳酸，酒石酸，リンゴ酸およびクエン酸の有機酸類の影響についてみると，いずれの有機酸も色調はａ値およびｂ値とも正の方向に移行し，赤色を濃くする。また，一塩基酸（酢酸，乳酸），二塩基酸（リンゴ酸，酒石酸），三塩基酸（クエン酸）とカルボキシル基の数が多くなるとａ値が高くなり，さらに赤色を濃くする。また，有機酸類を０モルから１モルへと濃度が増してくると吸光度が増大する。ま

表3-3 有機酸類によるアントシアニンの色調変化

有機酸	紫トウモロコシ a値	紫トウモロコシ b値	赤キャベツ a値	赤キャベツ b値
無添加	14.2	3.1	33.7	−8.2
酢酸	26.1	7.8	41.7	−8.4
乳酸	31.0	10.1	49.0	−5.0
リンゴ酸	35.2	12.1	49.8	−1.8
酒石酸	34.2	10.5	47.6	−0.5
クエン酸	35.1	8.1	51.4	−3.1

有機酸濃度：0.4モル
アントシアニンはマッキルベイン緩衝液（pH 3.0）に溶解

1. 酸性溶液中のアントシアニン　　39

た，一塩基酸，二塩基酸および三塩基酸になるにしたがってアントシアニンの吸光度も一層高くなる傾向を示している。これは有機酸の解離定数が3.0以上のため，大部分は塩よりも酸（プロトンを付加した形）の状態で存在していることからフラビリウムイオンの吸光度の増大に基づくものである。また，有機酸添加の両アントシアニン溶液を加熱したときの退色率は，無添加に比べ紫トウモロコシは高く不安定になるが，赤キャベツは乳酸添加以外低く安定になる。これも有機酸類添加により紫トウモロコシアントシアニンにアシル化され

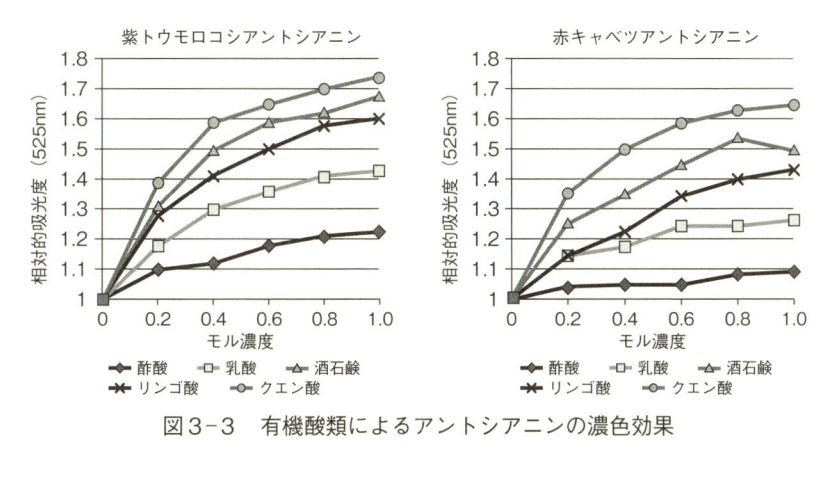

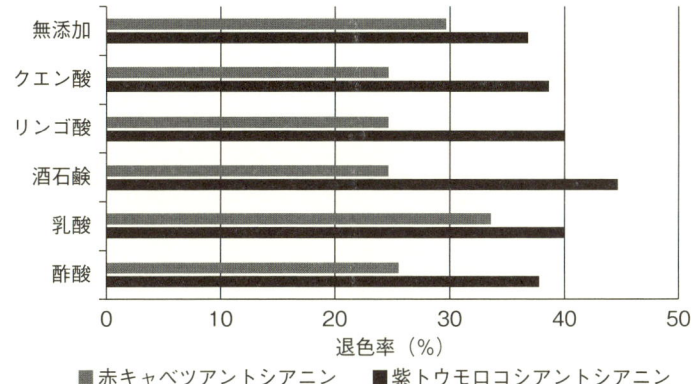

図3-3　有機酸類によるアントシアニンの濃色効果

図3-4　有機酸類添加アントシアニンに及ぼす加熱の影響

加熱温度：80℃，加熱時間：7時間

ているマロン酸は容易に加水分解を受けるが,赤キャベツアントシアニンのパラクマル酸は分解を受けにくいと考えられる。

3) 糖　　類

両アントシアニン溶液にD-キシロース,L-ラムノース,D-フルクトース,D-ソルビトール,スクロースおよびマルトースの糖類を添加した溶液について,室温で40日間貯蔵してもアントシアニンは影響を受けない。これは糖による色素の保護作用により比較的安定である。ところが80℃で7時間の加熱では無添加に比べ両アントシアニンとも退色率が高くなる。これは高温,酸性条件下のため糖がフルフラール,5-ヒドロキシメチルフルフラールなどに分解し,これがアントシアニンの分解に関与している。しかし,非還元糖であるD-ソルビトールは加熱による影響を受けにくい。

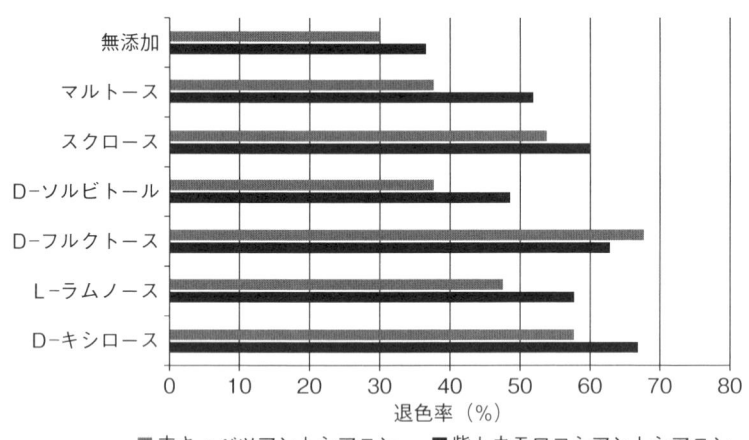

図3-5　糖類添加アントシアニンに及ぼす加熱の影響

4) フェノール類

フェノール類添加の両アントシアニン溶液を加熱(60℃,7時間)したときの退色率は無添加に比べ安定になる。これはアントシアニンのアントシアニジン環とコピグメント化合物(助色素)であるフェノール類の芳香環とが面と面で重なり合い強い疎水性作用により水和を防止し安定になっていると考えられる。

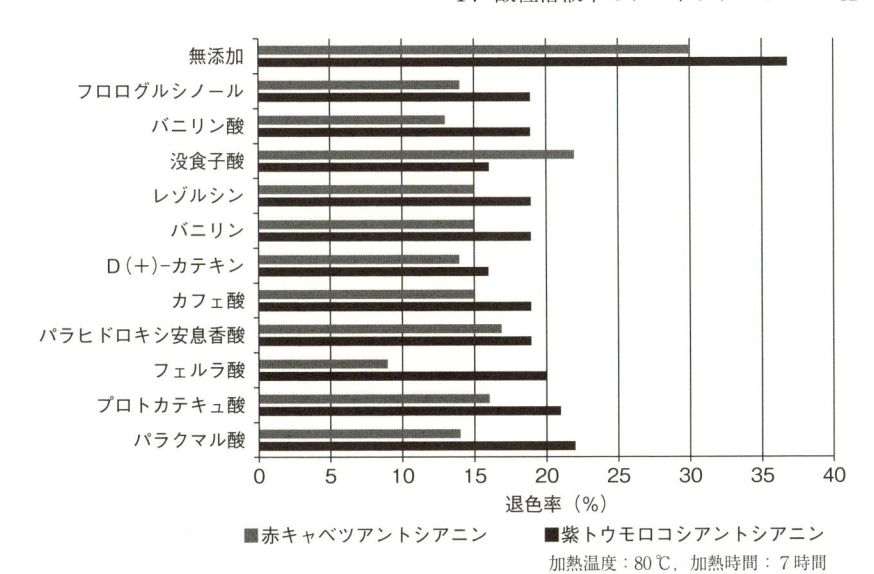

1. 酸性溶液中のアントシアニン　41

図3-6　フェノール類添加アントシアニンに及ぼす加熱の影響
■赤キャベツアントシアニン　■紫トウモロコシアントシアニン
加熱温度：80℃, 加熱時間：7時間

5) ビタミンC

ビタミンC（化学的慣用名はL-アスコルビン酸）は水溶性ビタミンの一つであり（図3-7）, 強い還元作用を有することから生体内の活性酸素による酸化的障害の抑制に重要な役割を担っている。ビタミンCには還元型（アスコルビン酸）と酸化型（デヒドロアスコルビン酸）がある。水溶性ビタミンの中でもビタミンCは容易に変化しやすく, 熱や光, アルカリ,

図3-7　ビタミンCの構造

金属などの影響を大きく受けるため, ビタミンCの水溶液を常温で放置すると, 無色透明であった溶液は黄色へと変化し, さらに黄褐色へと着色し, 特有の臭いも生じる。ビタミンCの成分変化には酸化的分解と非酸化的分解経路が知られており, 酸化的分解にはアスコルビン酸オキシダーゼによる酵素的分解と非酵素的分解がある（図3-8）。非酵素分解経路においてビタミンCは自動

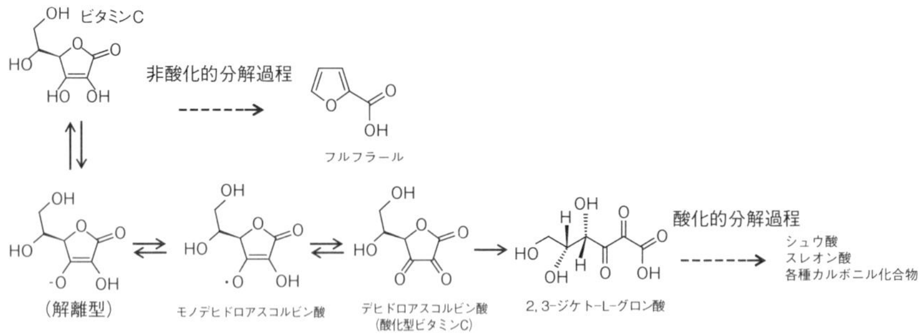

図3-8 ビタミンCの分解機構

　酸化により一電子酸化されモノデヒドロアスコルビン酸（ビタミンCのラジカル）となり，さらに一電子酸化が起こるとデヒドロアスコルビン酸（酸化型ビタミンC）が生じる。一般的にこの反応は可逆的であるとされており，グルタチオンなどの還元剤によりビタミンCは再生される。デヒドロアスコルビン酸は水溶液中で加水分解され，2,3-ジケト-L-グロン酸が生成し，さらにシュウ酸とスレオン酸へと分解されていく。この非酵素的酸化分解の過程では，ビタミンCのラジカルであるモノデヒドロアスコルビン酸や過酸化水素が生成する。一方の非酸化的分解においては，非解離型のビタミンCが酸触媒により脱炭酸，脱水反応が起こり，最終的な分解産物としてフルフラールが生成する。酸による分解は強酸性下でなくても柑橘果汁程度の弱酸性下（pH 2～3）やトマトジュース（pH 4～5）中でも起こる。この反応は嫌気条件下でも進行することから，果物缶詰やビタミンCを添加したトマトジュース缶の保存期間においてビタミンCの非酸化的分解が進行し，ビタミンC量の減少やフルフラールの生成が検出されている。

　ビタミンCのアントシアニン色素の安定性に対する影響については，ブラッドオレンジなど様々な果汁において研究がなされており，特に，イチゴ（主要アントシアニンはペラルゴニジン 3-グルコシドである）をジャムやジュースに加工した際の赤色の退色と褐変化についての研究が詳しく行われている。イチゴ果汁より調製したアントシアニン抽出液に還元型ビタミンCまたは酸化型

ビタミンCを添加し赤色の変化を測定したところ，両ビタミンC添加により急激に赤色度が減少した。同試験を無酸素条件下で行った結果，酸化型ビタミンC添加でのみ吸光度は低下した。さらに，酸化型ビタミンCの分解物である2,3-ジケト-L-グロン酸を添加しても赤色度が低下した。これらのことより，イチゴ果汁の退色は還元型ビタミンCが酸化される過程で生成するビタミンCラジカル，酸化型ビタミンC，過酸化水素，2,3-ジケト-L-グロン酸がアントシアニンを分解したためと考えられた。アマゾン川流域の熱帯雨林に産するカムカム（学名：*Myrciaria dubia*，果実には100 g中にビタミンCが約2,000 mgとポリフェノールを約1,200 mgと豊富に含まれている。赤いカムカム果皮の主要アントシアニンはシアニジン 3-グルコシドである。）の果実を搾汁しその色調変化を観察したところ，調製直後の果汁はアントシアニン由来の薄赤色を呈していたが，明所室温で2日間保存すると赤色は完全に失われ透明な果汁となり，日数経過に伴いビタミンCが酸化され黄褐色へと変化した。搾汁直後と退色した果汁中のアントシアニンをHPLC（高速液体クロマトグラフィー）にて測定したところ，退色した果汁ではアントシアニン由来のピークは消失していた。このことからも，ビタミンC酸化物によりアントシアニンが分解され，赤色が消失することが示された。このようなビタミンCによるアントシアニン分解はビタミンC濃度が高くなるほど顕著であり，20℃前後の室温でも進行する。このため，ジャムやゼリー，ジュースなどのビタミンCを豊富に含む果実加工品では，保存期間における退色や変色がその商品価値を下げることから，大きな問題となっており，ビタミンCによるアントアシアニン退色抑制が求められている。

6）グルタチオン

グルタチオン（glutathione, GSH）とは，グルタミン酸，システイン，グリシンからなるトリペプチドである（図3-9）。分子内にチオール基（SH基）を持つことから還元作用を有しており生体

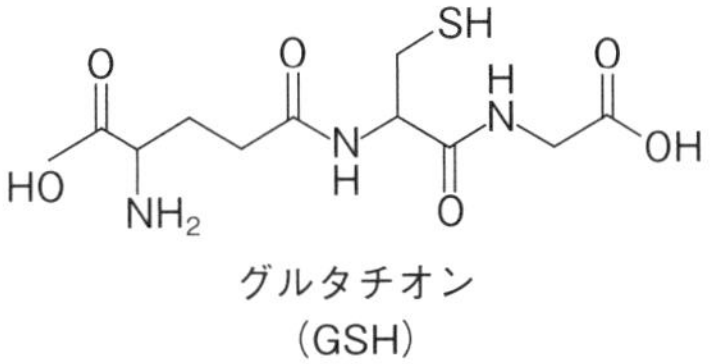

図3-9 グルタチオンの構造

内において複数の酵素の補酵素としての役割のほかに，ラジカルや過酸化物の除去，生体異物の解毒作用など多様な生理作用を有している。一般的に，電子は酸化還元電位の低いところから，高いところへと伝達される。グルタチオンのシステイン残基由来のSH基は酸化還元電位が−240 mVと小さいため，他の分子に対しては一電子を供与することとなり，相手を還元する電子供与体として働いている。その際，グルタチオン分子自身は酸化されて酸化型グルタチオン（GSSG）へと変換される。このようなグルタチオンの還元性は，活性酸素による生体内組織の酸化を防ぐことから抗酸化作用として知られている。グルタチオンの抗酸化性は酸素ラジカルの補足によるものと，グルタチオンペルオキシダーゼとともに作用する脂質過酸化物の分解によるものが知られている。グルタチオンはビタミンCラジカルや活性酸素，特にスーパーオキシド（O_2^-）と速やかに反応し，活性酸素を還元することでラジカルを消去する。また，グルタチオンは脂質の自動酸化において発生する過酸化物に対してもグルタチオンペルオキシダーゼの基質として働くことで，過酸化水素や脂質ヒドロペルオキシドを還元して安定な水やアルコールへと変換する。

　アントシアニンの安定性は酸素の存在に大きく影響を受けるため，酸化によるアントシアニン分解は時間とともに進行し，温度の上昇とともに分解速度は増加する。ブラッドオレンジ果汁にグルタチオンを添加したところ，果汁の退色抑制に効果があったことが報告されている。これは，グルタチオンのような還元作用のある分子をアントシアニン溶液に添加すると，アントシアニン退色の原因となる酸素や酸化物質はグルタチオンと反応するため，アントシアニンの酸化が起こらず退色が抑制されたものと考えられる。また，ビタミンCを豊富に含むカムカム果汁にグルタチオンを添加したところ，果汁の退色速度の低下が観察されたことから，グルタチオンはビタミンCの酸化を抑制することで，アントシアニン退色を抑制したことが示唆された。現在，グルタチオンは国内では医薬品であるため食品添加物としての使用はできないが，グルタチオンのような還元剤によるアントアシアニンの安定化については，今後，さらなる研究の発展が望まれるところである。

7) グリチルリチン

アントシアニンは，共存するフラボノイドやタンニンなどの化合物とコピグメンデーションし，分子間で複合体を形成していることがある。また，金属イオンとキレートし錯塩を形成して安定化や濃色化することがある。

グリチルリチンは，コピグメンテーションを起こす物質の一つで，甘草(かんぞう)の根に含まれるトリテルペノイド配糖体であり，砂糖の30～50倍の甘さを有しており，しょう油，漬物，水産加工食品の甘味料として用いられている。

このグリチルリチンを，シソや赤キャベツのアントシアニン溶液に添加すると可視部の最大吸収波長（λ_{VISmax}）の吸光度が増加し，濃色化する（表3-4）。

さらに，グリチルリチン以外でもアグリコンのグリチルリチン酸や類似構造を持つヘデリンなどのトリテルペノイドをシソアントシアニン溶液に添加すると，λ_{VISmax}が長波長側にシフトしてやや紫味が強くなり，すべてに濃色化が観察された（表3-5）。

表3-4 アントシアニンの濃色化に影響する添加物

添加物	アントシアニン シソ	アントシアニン 赤キャベツ
無添加	1.00	1.00
α-サイクロデキストリン	1.00	1.03
α-グルコシルルチン	1.09	1.17
グリチルリチン	1.20	1.23
甘草抽出物	1.07	1.23

各0.1 mg/mL 添加の可視部最大吸収波長吸光度（λ_{VISmax} nm）比較
アントシアニン濃度0.2 mg/mL（溶液 pH 3.16）

表3-5 赤シソアントシアニンのトリテルペノイド添加の影響

添加物	λ_{VISmax} nm	添加／無添加
無添加	516	1.00
グリチルリチン	530	1.37
β-グリチルリチン酸	530	1.16
α-ヘデリン	530	1.18
ヘデラゲニン	530	1.28
α-エスシン	530	1.32
オレアノール酸	530	1.37

各0.25 mg/mL 添加の可視部最大吸収波長吸光度（λ_{VISmax} nm）比較
アントシアニン濃度0.1 mg/mL（溶液 pH 4.2）

また，グリチルリチンを添加した場合，加熱や光照射における安定性も向上し，添加しない場合に比べて色持ちが良くなる。

2．中性溶液中のアントシアニン

(1) 低・中安定アントシアニン

　一般にアントシアニンは溶液の pH に影響を受け，弱酸性から塩基性水溶液中で水和反応を起こし退色しやすい。しかし，ポリアシル化アントシアニンは分子内スタッキングにより，水和が阻止され色調が安定である。このような構造と安定性との関連性を，花，種子，果実，葉，茎，根などのアントシアニンを約60種類単離精製し，中性水溶液中での安定性の評価をしたので紹介する。
　紫サツマイモ（アヤムラサキ）から単離した10種のアントシアニン（YGM類）はペオニジンまたはシアニジン 3-ソホロシド-5-グルコシドを共通の構造として持っており，ペオニジン系の YGM 類が多く含まれていた。そのうち，

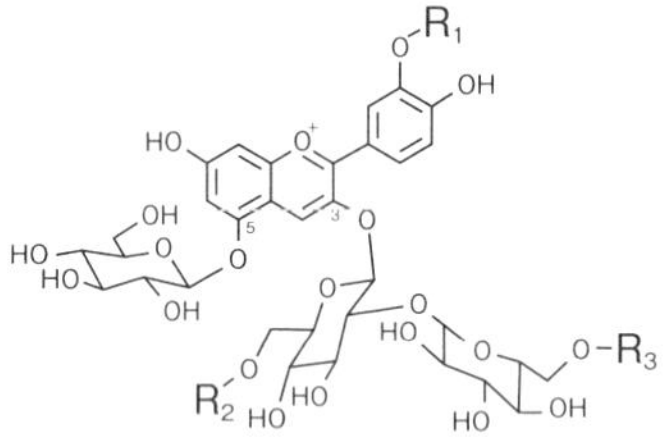

(a) YGM類：紫サツマイモ塊根色素

YGM	R₁	R₂	R₃
シアニジン系			
0a	H	H	H
1a	H	Caf	HB
1b	H	Caf	Caf
2	H	Caf	H
3	H	Caf	Fr
ペオニジン系			
0b	Me	H	H
4b	Me	Caf	Caf
5a	Me	Caf	HB
5b	Me	Caf	H
6	Me	Caf	Fr

HB：パラヒドロキシ安息香酸，Caf：カフェ酸，Fr：フェルラ酸

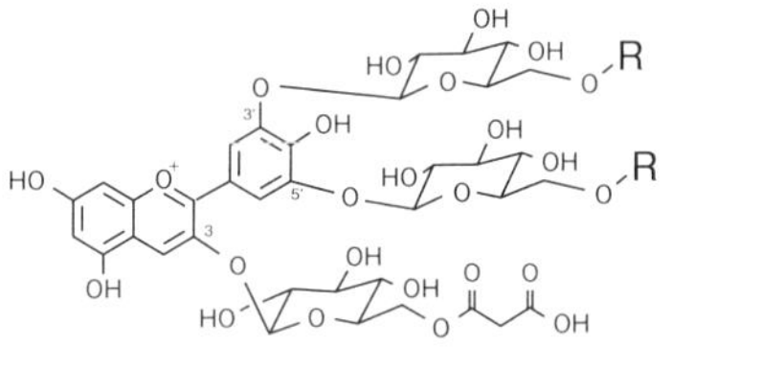

(b) テルナチン類：チョウマメ花色素

テルナチン	R	テルナチン	R
A1	-PGPG, -PGPG	C1	-PGP, -H
A2	-PGPG, -PG	C2	-P, -H
A3	-PG, -PG	C4	-PG, -H
B1	-PGPG, -PGP	C5	-H, -H
B2	-PGP, -PG	D1	-PGP, -PGP
B3	-PGPG, -P	D2	-PGP, -P
B4	-PG, -P	D3	-P, -P

P：パラクマル酸，G：グルコース

図3-10　紫サツマイモとチョウマメのアシル化アントシアニン

2．中性溶液中のアントシアニン

アシル化アントシアニン8種（YGM-1～6）はカフェ酸（Caf）を共通に持っており，モノアシル化アントシアニンのYGM-2と-5b以外は，さらにパラヒドロキシ安息香酸（HB），カフェ酸（Caf），およびフェルラ酸（Fr）をそれぞれもう1分子ずつ持ったジアシル化アントシアニンであった（図3-10（a））。一方，チョウマメ花から単離したアントシアニン（テルナチン類と命名）はデルフィニジン 3-マロニルグルコシド-3',5'-ジグルコシド（テルナチンC5：T-C5と略す）を基本骨格とし，B環の3',5'-側鎖にパラクマル酸（P）およびグルコースを直鎖状に交互に持つ特異な構造をしていた。なお，テルナチンA1（T-A1と略す）は芳香族有機酸を4分子持ち，今まで見いだされた中で最大のポリアシル化アントシアニン（分子量：2018）であった（図3-10（b））。

各単離アントシアニンをpH 7緩衝液に溶解した希薄試料溶液（50μM）を室温で，暗所に置き極大吸収波長での吸光度測定により退色度をみた。各アントシアニンの安定性は，半減期（色素残存率が初期の50％になる時間，$h_{1/2}$）で評価した。

各アントシアニンの安定性は$h_{1/2}$を分子量に対してプロットし，図3-11に要約した。アントシアニンの半減期$h_{1/2}$の値は，最も不安定で13分のペラルゴニジン 3-ソホロシド-5-グルコシドから，最も安定で93日のテルナチンD1（T-D1）まで大きな幅が見られた。

図3-11から，安定性は大まかに分子量に比例して大きくなる。これは芳香族有機酸を多く持ち安定なアシル化アントシアニン類ほど，大きい分子量を持つからである。また，アントシアニン類の安定性は大まかに，高安定（HSA：High Stable Anthocyanin），中安定（MSA：Medium Stable Anthocyanin），低安定（LSA：Low Stable Anthocyanin）アントシアニンの3群に分けることができた。分子量が1000以上のポリアシル化アントシアニン類は主にHSA（$h_{1/2}$＞600分，19種類），分子量が1000以下は主にLSA（$h_{1/2}$＜200分，30種類），そして残りがMSA（$h_{1/2}$＝200～600分，7種類）であった。3試料（アラタニンCおよびSR1, SR2）のみは分子量が1000以下のモノアシル体にもかかわ

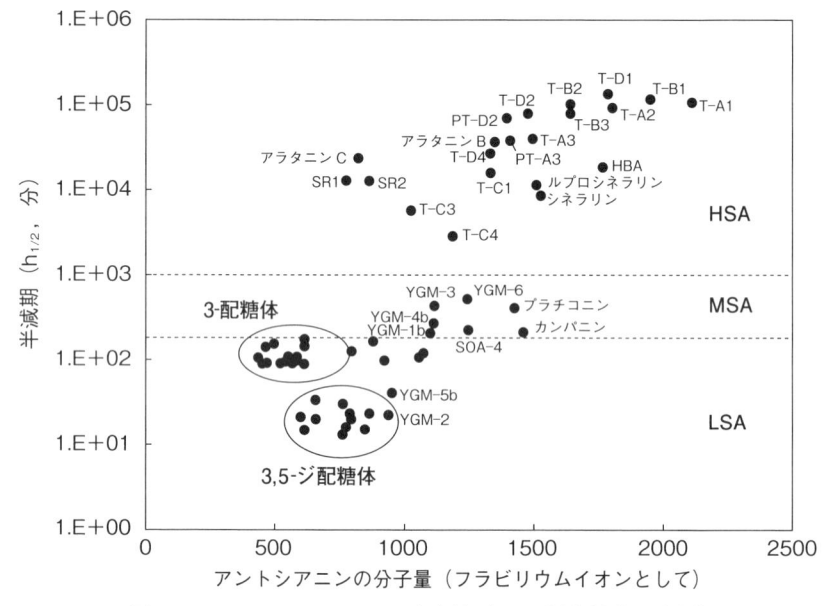

図3-11 アントシアニンの安定性（pH7緩衝液中，室温）
HAS：高安定アントシアニン，MSA：中安定アントシアニン
LSA：低安定アントシアニン
YGM：紫サツマイモ色素類，T：テルナチン類，HBA：ヘブンリーブルーアントシアニン
半減期（$h_{1/2}$）とは，色素残存率が初期の50%になる時間。

らずHSAであったが，Yoshidaら（1991）が指摘しているように，2分子間で特殊な会合による安定化をしているものと推定された。さらに，LSA同士では，3-配糖体（12種類）が3,5-ジ配糖体（11種類）よりやや安定であった。

　紫サツマイモ色素の半減期―分子量プロット（図3-12）において，ジアシル体（YGM-6＞-3＞-4b＞-1b）はMSA，パラヒドロキシ安息香酸を持つジアシル体（YGM-1aと-5a）とモノアシル体（YGM-2と-5b），非アシル体（YGM-0aと-0b）はLSAであった。ジアシル体であるYGM-1aと-5aがLSAである理由は，それらの持つ安息香酸類（HB）はケイ皮酸類より炭素2個分短くて，分子内スタッキングの効率が悪く，そのぶん水和しやすいためと考えられた。

　また，モノアシル化体と非アシル化体の安定性には差がないので，分子中のCafは1つでは安定化にほとんど寄与していないことがわかる。これは，アン

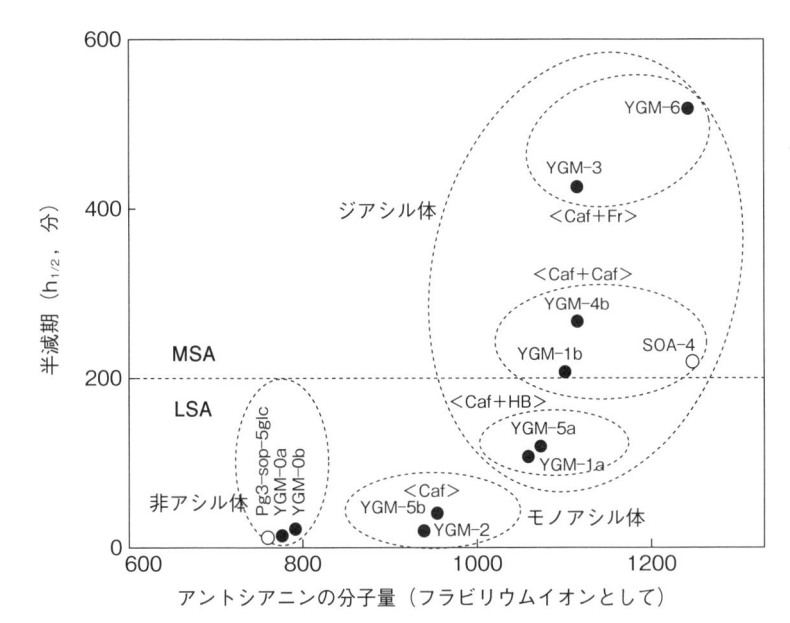

2. 中性溶液中のアントシアニン　49

図3-12　中安定および低安定アントシアニンの安定性（pH 7 緩衝液中，室温）
MSA：中安定アントシアニン，LSA：低安定アントシアニン
Caf：カフェ酸，Fr：フェルラ酸，HB：パラヒドロキシ安息香酸
SOA：Pg 3-Caf(Cafglc)sop-5-glc
●：YGM類，○：関連アントシアニン
半減期（$h_{1/2}$）とは，色素残存率が初期の50%になる時間

トシアニジンの片面側のみへのスタッキング（サンドイッチ型ではない）のため，反対面側からアントシアニジンの2位炭素への水分子の攻撃を自由に受けることが確認できた。

まとめると，アントシアニン類の安定性は HSA, MSA, LSA の3つにグループ分けることができ，次のような要因がかかわっていることが判明した。

芳香族有機酸によるアシル化は水溶液でアントシアニンを安定化する。その安定化の効率の程度は芳香族有機酸の数（4＞3＞2＞1，非アシル体），および芳香族有機酸の構造（ヒドロキシケイ皮酸類＞ヒドロキシ安息香酸類）に影響を受ける。ポリアシル化アントシアニン類はアントシアニジン部と2分子以上の芳香族有機酸との分子内サンドイッチ型スタッキング機構によって安定

化される。特に，テルナチン類のような直鎖状の側鎖中に3分子以上の芳香族有機酸を持つ場合はさらなるスタッキングにより極めて安定になると推察される。一方，西洋アサガオ花のヘブンリーブルーアントシアニン（HBA）のように分岐状の側鎖を持つ場合は，例えば，3分子の芳香族有機酸を持っていてもスタッキング安定化の効率は低い（テルナチンB1＞HBA）。

また，非アシル化アントシアニンの場合，配糖化パターンは安定性に影響を与える（3-配糖体＞3,5-ジ配糖体）。

（2）高安定アントシアニン

ヘブンリーブルーアントシアニンやテルナチンなどのHSAはいずれも2～4分子の芳香族有機酸を持つポリアシル化アントシアニン類で，その分子内サンドイッチ型スタッキングモデルはH^1-NMR（プロトン核磁気共鳴）スペクト

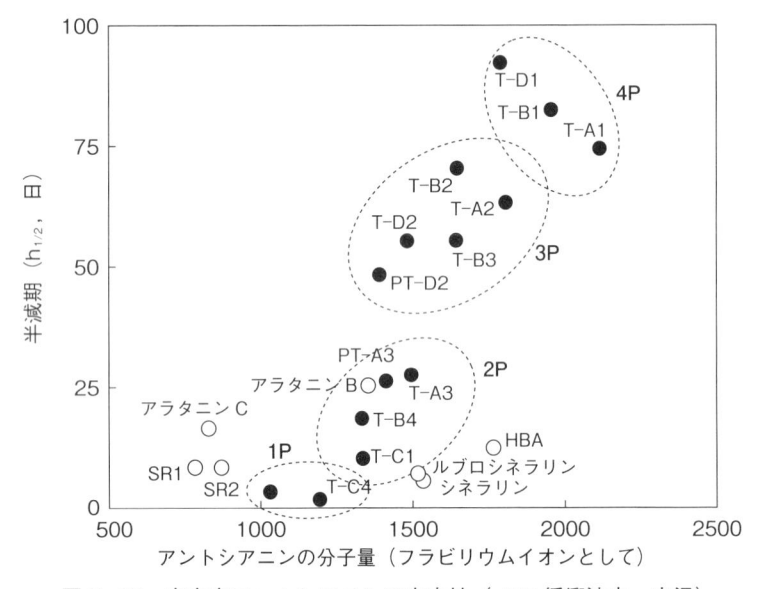

図3-13 高安定アントシアニンの安定性（pH7緩衝液中，室温）
● : テルナチン類，○ : 他のアントシアニン
1P, 2P, 3P, 4Pは，それぞれパラクマル酸（P）の結合数で，4群に分ける。
半減期（h$_{1/2}$）とは，色素残存率が初期の50%になる時間。

2．中性溶液中のアントシアニン　51

ルにおいて，アントシアニジンC環と芳香族有機酸の水素が接近していることなどが根拠となっている。したがって，HSA類は水溶液中で伸張型ではなく，分子内疎水性スタッキングを起こして折りたたまれた会合型で存在している。

14種のテルナチン類（図3-13で●）はパラクマル酸（P）の結合数で4群（1P〜4Pテルナチン）に分けることができ，安定性の順序はアシル化の度合い（P数）に比例している（4P＞3P＞＞2P＞1P）。このうち，3Pと4Pテルナチン類が1Pと2Pテルナチン類や他のHSAよりかなり高安定（超高安定）である理由は，側鎖中の末端（外側）のパラクマル酸が内側のすでにスタッキングしているパラクマル酸とさらに疎水性スタッキング（二重スタッキング）して会合する機構で説明できると考えられた（図3-14）。例えば，テルナチンD2（T-D2）は水溶液中で5'-側鎖で通常（一重）スタッキングを，さらに3'-側鎖で二重スタッキングを起こして強く会合し，2位炭素への水和反応による退色をより効果的に防止していると考えられた（図3-14）。この機構は

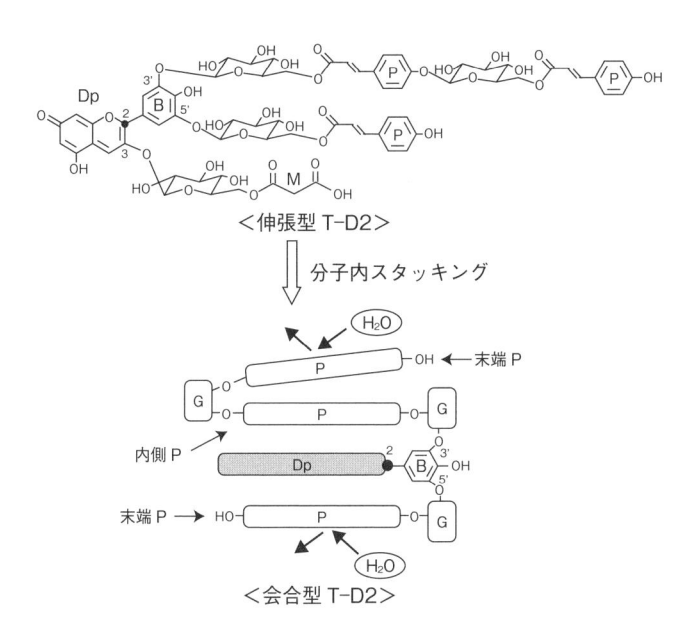

図3-14　テルナチンD2の水溶液中での会合
P：パラクマル酸，G：D-グルコース，M：マロン酸，Dp：デルフィニジン，B：アグリコンB環

テルナチン D2 の NMR の詳細な解析により支持された。

(3) 分子会合

　水分子において酸素は結合を介して水素の電子を引き付けるため，酸素原子は負の電気的な偏りを持ち，そのぶんだけ水素原子は正の電気的な偏りを持つ（極性を持つ）。一般に"構造や極性の似たもの同士は親和性が高い"という性質があり，塩やヒドロキシ基，カルボキシル基などを持つ物質は極性が高く（高極性）水に溶解しやすい。このように水に親和性を持ち，溶けやすい性質を親水性という。糖や酢酸などは親水性分子で水に可溶である。逆に，芳香族有機酸のベンゼン核の部分やアントシアニジン部は極性が低く（低極性），水に対する親和性が低いので，水に溶解しにくい，あるいは水と混ざりにくい性質がある（疎水性，親油性）。そして，同じように極性の低いジエチルエーテルなどの有機溶媒には溶けやすい。

　アントシアニンは疎水性のアントシアニジンと親水性の糖鎖部分を持つ。アントシアニン濃度が高いとアントシアニジン部同士が疎水性相互作用で引き合い重なり合う（スタッキングを起こす）（図3-15(a)の自己会合＝同分子間会

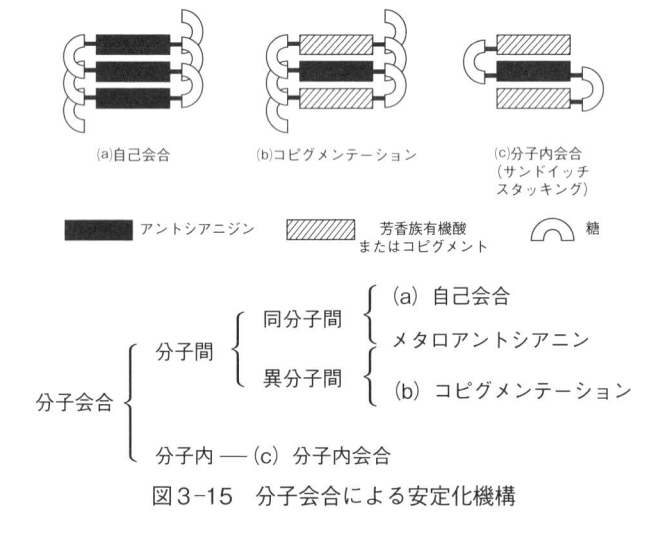

図3-15　分子会合による安定化機構

2．中性溶液中のアントシアニン

合)。また，アントシアニンは液胞中の共存物質と非共有結合性の相互作用をして，複合体を形成していることが多くの植物で知られている。アントシアニン類と会合した共存物質のことをコピグメント（助色素）と呼んでいる。アントシアニンの周りに助色素が多いとアントシアニジン部と助色素が引き合い重なり合う（図3-15(b)のコピグメンテーション＝異分子間会合）。このように分子の中の疎水性の構造を持つ部分同士がスタッキングして集まり，その周りには糖分子の親水性部分が周りを覆って，分子集合体を形成する。このようなアントシアニンの分子集合体は，奥の方（アントシアニジン部）には水分子は入ってこられないので，水和反応は起こりにくくなり，アントシアニンの色調は安定化される。また，コピグメンテーションによって一般に濃色化，青色シフトが起こる。こういうメカニズムによって，重なるように分子や助色素が集合することを「分子会合」という。分子会合することによって色が保たれるという説を「分子会合説」という。

　分子間での分子会合のほかにアシル化アントシアニン分子ではアントシアニジンの部分はベンゼン核を持ち疎水性であり，糖の部分は親水性である。また，芳香族有機酸のベンゼン核の部分は疎水性である。したがって，芳香族有機酸部とアントシアニジン部が疎水性同士で親和性があるため分子内で引き合うが，ベンゼン核は平面状なので，分子内で平面同士が重なり合う（スタッキングを起こす）。ポリアシル化アントシアニンは芳香族有機酸を2分子以上持つことから，芳香族有機酸が分子内でアントシアニジン部の上と下からサンドイッチ状にスタッキングを起こすことが多い。このようにポリアシル化アントシアニンは溶液中で伸張した形ではなく，立体的に折りたたまれた形をとっており（図3-15(c)の分子内会合），水分子がアントシアニジン部に近づきにくくなり，水和反応が防止される。そのため，弱酸性から塩基性水溶液中で非アシル化アントシアニンやモノアシル化アントシアニンより安定である。また，アントシアニジン部は芳香族有機酸のベンゼン核と分子内サンドイッチ型スタッキングを起こすことで，電子的な影響を受け青色化（深色シフト），濃色化した色調を示す。

後藤らは，図3-15のように各種アントシアニンの分子会合による安定化を統一的に説明し，メタロアントシアニンは構成アントシアニンが金属イオンとの錯体を形成したうえに，自己会合やコピグメンテーションなどの分子会合による超分子構造を形成し安定化している機構を提唱した。

第4章　アントシアニン含有食品

1. 野　　菜

(1) シソ (英名：Perilla, 学名：*Perilla ocimoides (frutescence)* L. var. crispa)
1) 概　　要

　シソは中国中南部，ミャンマー，ヒマラヤ地方を原産地とするシソ科シソ属の一年生草本である。シソは赤ジソを指すが，931～938年の間に編纂された「倭名類聚抄(わみょうるいじゅしょう)」には単に「蘇(のえ)」と記され，青シソを「白蘇(えごま)（荏）」としている。また，「本草綱目」〔1590（天正18）年〕の中にも「蘇」として記載されている。シソの精油中に含まれる香気成分のペリラルデヒドは，防腐効果や胃液分泌促進作用を示し，ロスマリン酸というポリフェノールは免疫機能を正常に保つ作用がある。紫色の葉を有し香気さわやかで食欲を進ませて，人を蘇らせる意味から「紫蘇」と名付けたという。日本では，シソは古来から香味野菜や食品の着色料として使われてきた。新潟県ではシソの種子が2500年前の土器と共に出土し，青森県の三内丸山遺跡（縄文前～中期）からシソ種子が出土しているように，弥生時代にはすでに日本の山野に自生していたと思われ，奈良時代には作物として栽培されるようになったとされている。シソは味覚や色彩的，さらに健康的なイメージから，現在でも日本人の食生活に大いに馴染み深い食品である。特に，シソ葉に含まれる色素の利用は古くから梅漬けや梅干し，ふりかけ「ゆかり」などの加工品に使われる。さらには生しば漬けや紅ショウガには欠かせない。

2) 品　　種

　シソの品種は，形態により分けられている。赤ジソを一般にシソともいい，花が紅紫色で葉の両面が紫色で縮れていない。カタメンジソは葉の表が緑色

で，裏が紅紫色をしている。園芸品種のチリメンジソは，葉が縮れ色素を多く含み，葉の両面が紅紫色をしている。早生チリメンはカタメンジソに似ているが小型で早生である。マダラジソは，葉の表面は緑色，裏面は赤色で縮れない。赤ジソの芽は赤芽（紫芽）といい，汁物の吸い口や刺身の「ツマ」に使われる。また，青ジソは「大葉」といい，葉の両面が緑色である。

3) シソ葉アントシアニンの含量と組成

新鮮なシソ葉のアントシアニン色素量は約420 mg/100 g である。このシソ葉に含まれるアントシアニンの数は約12種類と比較的多い。シソ葉のアントシアニジン（アグリコン）は，ほとんどがシアニジンのみで構成されている。

シソ葉の主要アントシアニンはマロニルシソニン（シアニジン 3-パラクマロイルグルコシド-5-マロニルグルコシド）とシソニン（シアニジン 3-パラク

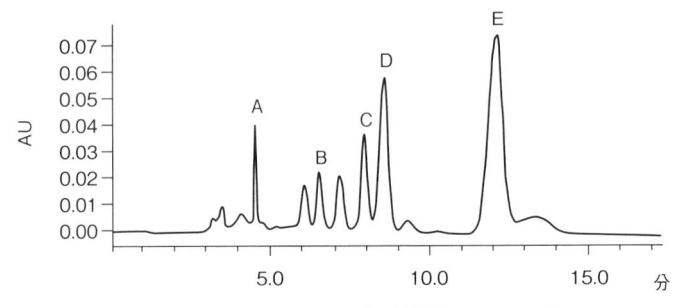

図4-1　シソアントシアニンの高速液体クロマトグラフィー
A：シアニジン 3,5-ジグルコシド，B：シソニン（シス型），
C：マロニルシソニン（シス型），D：シソニン（トランス型），
E：マロニルシソニン（トランス型）

図4-2　マロニルシソニン

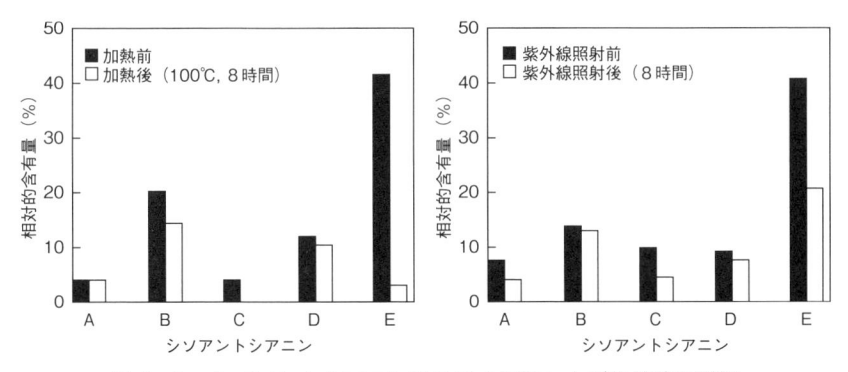

図4-3 シソアントシアニンに及ぼす加熱および紫外線の影響
A：シアニジン 3,5-ジグルコシド，B：シソニン（シス型），
C：マロニルシソニン（シス型），D：シソニン（トランス型），
E：マロニルシソニン（トランス型）

マロイルグルコシド-5-グルコシド）である。これらアントシアニンにはパラクマル酸が結合しているため，トランス型とシス型の幾何異性体が存在する。品種や栽培条件等で異なるが，マロニルシソニンの構成割合は全アントシアニン中約35～50％である。

4) シソ葉アントシアニンの安定性

マロニルシソニンは，新鮮なシソ葉に含まれているときは比較的安定である。しかし，シソ葉アントシアニン溶液（pH3.2）を室温放置および加熱するとマロニルシソニンは容易に加水分解を受けて消失しシソニンになる。これはエステル結合のマロン酸が外れるためである。さらにシソニンのパラクマル酸が外れ，シアニン（シアニジン 3,5-ジグルコシド）に変化しついには退色する（図4-3）。この現象は梅漬けの漬液中（室温）においても同様にマロニルシソニンはほとんど消失している。また，紫外線照射でもマロニルシソニンが減少する。

(2) 赤キャベツ（英名：Cabbage, 学名：*Brassica oleracea* L.var.capitata DC）
1) 概　　要

キャベツはアブラナ科アブラナ属の多年草である。人類の歴史が始まった頃

にはすでに存在した。その原種の一つ *B.oleracea var. sylvestris* は，現在でもヨーロッパの大西洋沿岸地域に自生している。紀元前6世紀頃に地中海に土着したケルト人（古代ヨーロッパの中・西部に住み，ケルト語を使用した人）により栽培が始められたとされるが，初めは不結球種で現在のケールのようなものであった。結球種のキャベツが記録に現れるのは13世紀以降である。日本へはオランダ人によって，宝永～正徳年間（1704～1715年）ころ長崎に伝えられたとされ，貝原益軒の「大和本草」（1709年）に紅夷菘（オランダナ）として記載され，今日のケール（結球しないヤセイカンラン）のようなものであった。これが改良されて葉ボタンとなった。本格的には幕末（1850年代）に伝わり，明治にかけて外国人居留地用として栽培された。本格的な栽培は明治7（1874）年に欧米から内務省勧業寮が種子を取り寄せたのが生産の始まりとされている。大正時代に入り品種改良が進み現在のキャベツに似たものができ広く食べられるようになった。栽培上は1年生植物として扱われる。昭和20（1945）年ころまではキャベツを「かんらん」と呼んでいた。食の洋風化が進み現在では重要な日本の野菜の一つである。

2）品　　種

結球キャベツには，次のような種がある。

a）春　玉　　春キャベツともいい，春先から初夏にかけて出回る。葉はみずみずしく柔らかで，巻きがややゆるい。サラダや蒸したり炒めたりに向いている。

b）寒　玉　　冬キャベツともいい，秋から冬に出回る。巻き，葉とも硬く煮崩れしにくい特徴がある。炒め物や煮込みに向いている。

c）グリーンボール　　普通のキャベツより小ぶりの春キャベツより丸い。サラダや漬物，スープに適している。

d）赤キャベツ　　赤キャベツ，レッドキャベツともいう。16世紀前後に結球性のキャベツから変異して出現したとされる。結球の外葉（非結球部）はやや紫色の入った暗緑色または緑色しているが，日光に当たり光合成を行っている。普通のキャベツより小ぶりで葉の色が表も裏も紫色をしている。形

は球形になり，密に硬くしっかりと巻いている。葉は厚みがある。品種には「ルビーボール」と「ネオルビー」，「レッドルーキー」，「スーパーレッド」などがある。

3）赤キャベツアントシアニンの組成と構造

赤キャベツを構成しているアントシアニンは11種類ほど含まれる（図4-4）。このうち5種類のアントシアニンの基本構造はシアニジンの3位にソホロース，5位にグルコースが結合し，これらアントシアニンをルブロブラッシンという。その主要色素はシアニジン 3-パラクマロイルソホロシド-5-グルコシド（P6）とシアニジン 3-シナポイルソホロシド-5-グルコシド（P7）のアシル化アントシアニンで，この2種類のアントシアニンで全体の46%を占めている。その他はパラクマル酸，フェルラ酸およびシナピン酸が2個結合したジアシル化アントシアニンである。構造中にパラクマル酸を含むアシル化アントシアニンがあるため，紫外線照射によりシス：トランス光変異体が生じる。

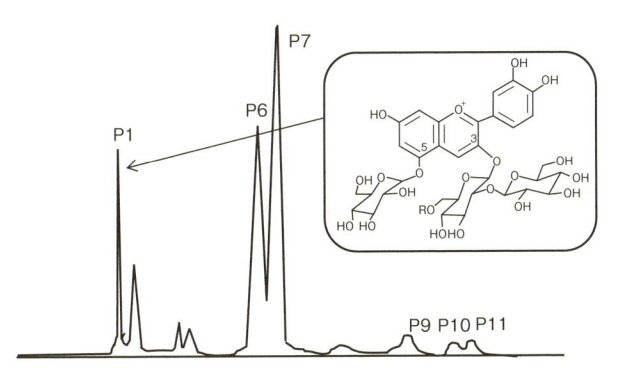

図4-4　赤キャベツアントシアニンの高速液体クロマトグラフィー
P1：シアニジン 3-ソホロシド-5-グルコシド（11%）
P6：シアニジン 3-パラクマロイルソホロシド-5-グルコシド（15%）
P7：シアニジン 3-シナポイルソホロシド-5-グルコシド（28%）
P9：シアニジン 3-パラクマロイルシナポイルソホロシド-5-グルコシド（9%）
P10：シアニジン 3-フェルロイルシナポイルソホロシド-5-グルコシド（10%）
P11：シアニジン 3-シナポイルシナポイルソホロシド-5-グルコシド（14%）
（　）内は構成割合
P6：R=パラクマル酸　　P7：R=シナピン酸

4）赤キャベツアントシアニンの安定性と利用

赤キャベツ色素の色調はpH 3.16の緩衝液中で赤紫色を示し，そのときの可視部の極大吸収波長は530 nm 付近にある。色素残存率は80℃，1時間の加熱により77％，2個の6W殺菌灯（880μW/cm^2）の光照射では97％で安定なアントシアニンである。

キャベツの葉は，柔らかく，くせのない味なので生食用のサラダに向いている。ドイツでは酢漬けにして色鮮やかなザウエル（サワー）クラウトなどに用いられている。そのほか，煮物，鍋料理，蒸す，スープ，炒め物，漬物など，様々な料理に使われる。

（3）ナス（英名：Egg plant，学名：*Solanum melongena* L.）

1）概　　要

ナスは，ナス科の代表的な作物で，原産地はインドとされる。中国には5世紀以前に伝播し，日本へは奈良時代以前に伝来したようである。奈良，正倉院に保管されている古文書には，750（天平勝宝2）年にナスが献上された記述が見られる。江戸時代に宮崎安貞が記した農業全書の中に「なすびに紫，白，青の三色が有り，また丸いもの，長いものがある。このうちで丸くて紫のものをつくること」とある。古来より日本人はナスの紫色を「カラスの濡れ羽色」や「なす紺色」にたとえて，女性の美しい黒髪に通じるところがある。また，ナスは「よくなる」，「よくなす」のように縁起物としてもたとえられ，初夢にも「一富士，二鷹，三茄子」として登場している。

2）品　　種

ナスは古くから各地で栽培され，各地に多くの在来品種が栽培されている。果皮の色は，大部分は紫紺色をしているが，緑，黄白，緑の斑入りなどもある。形は小丸，丸，卵，長卵，中長，長，大長形と多様である。

在来品種のナスの主なものに，民田ナス（山形県），越の丸，長岡巾着ナス（新潟県），小布施丸ナス（長野県），折戸ナス，（静岡県），賀茂ナス（京都府），泉州水ナス（大阪府），衣川ナス（岡山県），土佐鷹（高知県），博多長（福岡

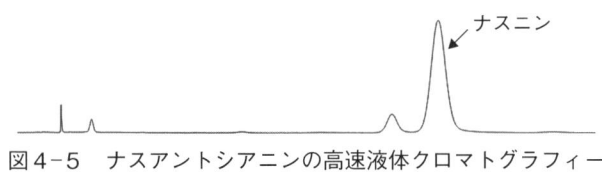

図4-5　ナスアントシアニンの高速液体クロマトグラフィー
ナスニン（デルフィニジン 3-パラクマロイルルチノシド-5-グルコシド）

県），ばってんなす（熊本県）などがあり，江戸野菜でも寺島ナス（東京都）が復活して栽培されている。園芸品種も非常に多く，千両，国陽，大丸，くろわしなど調理用，漬物用など用途別の品種もある。

3) アントシアニンの含量と組成

アントシアニンは，主にナスの果皮部に存在し，品種により含有量に差が見られる。一般的な長なすでは含有量は，生100g当たり30mg程度である。

ナス果皮には約4種類のアントシアニンが含まれている。そのうちナスニン（デルフィニジン 3-パラクマロイルルチノシド-5-グルコシド）が約90%の割合を占め，主要なモノアシル化アントシアニンである。色素構成では品種間差はほとんど認められない。

(4) 赤ダイコン（英名：Radish，学名：*Raphanus sativus* LINNE）

1) 概　　要

赤ダイコンはアブラナ科ダイコン属に属し，原産地は地中海から中央アジアとされる。古代エジプトでは紀元前2500年頃にすでに食されていた記録がある。日本でも平安時代中期の辞書『和名類聚抄（934（承平四）年，源順編）』に「和名於保禰俗名大根二字」としてダイコンの記載があるほか，源氏物語の注釈書である「河海抄（1362（康安2）年)」に春の七草として「芹，なづな，御形，はこべら，仏の座，すずな，すずしろ，これぞ七種」との記載があり，日本の野菜の中では最も古くから親しまれてきた。また，食用としての利用のほか，消化不良や偏頭痛に対して民間療法的に用いられた例もある。

基本的には皮部，内部共に白色だが，ハツカダイコンは赤色の皮部が多い。アントシアニンを含むいわゆる赤ダイコンの育種が進み，刺身のツマやサラダ

などの彩りを添える目的で最近目にすることも多い。赤ダイコンが持つアントシアニンからなるアカダイコン色素は他種のアントシアニンと比較して朱赤に近い明るい色調に特徴があるが，独特のダイコン臭があるため主に紅ショウガやさくら漬などの漬物類で使用されている。

2) 品　　　種

　ダイコンは他のアブラナ科の植物と同様に交雑しやすく変異に富むため，国内外での多くの品種がみられる。ヨーロッパを原産とするハツカダイコンは明治時代に日本に入ってきたのに対して日本のダイコンは中国大陸から伝播し，その後の品種改良により様々な品種が作られた。最も原種に近いのが国内各地で見られるハマダイコン（野生ダイコン）といわれている。

　アントシアニンを含むダイコンの原種は定かでないが，ハツカダイコンとして「レッドチャイム」「レッドキング」「コメット」などがある。また，ダイコンは皮部のみ赤〜紫色となる「紅化粧」「紅甘味大根」をはじめ，「長崎紅大根」や「岩国赤大根」，神奈川県三浦市特産の「レディーサラダ」などの地方品種がある。一方で中国では果肉のみ赤くて皮部が白い「紅芯大根」が「心里美（シンリメイ）」と呼ばれ，飾り細工の素材として祝い事に使用される。また，皮/果肉共に赤くなる「紅くるり」「紅しぐれ」など，アントシアニンの機能性をアピールして差別化を目指す品種も開発されている。

3) 代表的アントシアニンと構造

　赤ダイコン中には10種類以上の色素成分があり，そのうちの8種類はいずれもペラルゴニジンからなり，ペラルゴニジン 3-ジグルコシド-5-グルコシド（ラファニン）がフェルラ酸やカフェ酸，パラクマル酸等の芳香族有機酸でアシル化されたアシル化アントシアニンで橙赤色を呈する。それに対してパラクマル酸やフェルラ酸でアシル化されたルブロブラシン系（シアニジン 3-ソホロシド-5-グルコシド）が多く存在すると紫色を呈する紫ダイコンとなる。赤ダイコンは，ペラルゴニジンを主体とする色素であり，色調も橙赤色と特徴的である。

4）アントシアニンの安定性

　赤ダイコンアントシアニンは耐熱性，耐光性とも比較的優れている。例えば，耐熱性（80℃・2時間）ではシソ色素で77％，ブドウ果皮色素で81％であるのに対して赤ダイコンの色素残存率は84％だった。また，耐光性（2万ルクス・2日間）ではシソ色素が79％，ブドウ果皮色素が41％であるのに対して赤ダイコンの色素残存率は85％だった。

(5) 赤カブ（英名：Turnip, 学名：*Brassica rapa*）
1）概　　要

　赤カブはアブラナ科アブラナ属に属し，原産地は地中海沿岸から中近東とされる。日本へは中国から西日本へ中・大型のアジア系が，シベリアから東日本へ小型で耐寒性に優れたヨーロッパ系が伝来した。日本書紀には693（朱鳥8）年に持統天皇が五穀を補う作物として栽培を奨励するおふれを出したことが記されており，その頃からすでに栽培されていた様子がうかがえる。日本では漬物としての利用が多いが，大カブは家畜の飼料としても用いられる。

　なお，形態学的にはハツカダイコンや食用ビートなど類似した野菜も見られるが，前者はダイコン科，後者はアカザ科に属し，いずれも異なるものである。また，肥大した球形の部分は正確には根ではなく胚軸で，この部分が肥大しない変種がコマツナやノザワナである。

2）品　　種

　カブは円筒型や球型，棒型など様々な形があり，大きさも最大4kgほどになる聖護院カブやゴルフボール大の小カブなど多種多彩である。原種に近いほど根部の肥大が少なく，肉質が硬いとされる。色は基本的には皮部も果肉も白い白カブが主流だが，皮部が紫色のシアニジン系（矢島蕪，津田蕪，諏訪紅蕪，札幌赤蕪），紅色のペラルゴニジン系（大野蕪，彦根蕪，飛騨蕪）などが見られる。色も皮部全体に見られるものや，上部（抽根部）のみ色づくものなど様々である。また，ヨーロッパ系のカブには黒や灰色のものもある。

3）代表的アントシアニン

桑原らは紫色系の木曽赤カブ2種について，シアニジン 3-パラクマロイルソホロシド-5-マロニルグルコシドおよびシアニジン 3-フェルロイルソホロシド-5-マロニルグルコシドが主要アントシアニンであるとしている。また，紅色を呈する飛騨蕪の色素成分はペラルゴニジン系のアントシアニンである。このようにパラクマル酸やフェルラ酸でアシル化された配糖体からなるアントシアニン色素は赤ダイコンにも見られ，色素の極大吸収波長は510 nm付近である。

4）アントシアニンの安定性

赤カブアントシアニンの安定性は，他のアントシアニン系色素の中では比較的耐光性に優れている。桑原らは耐光性試験としてUV照射を行い，アカカブ色素は赤ダイコン，赤キャベツ，シソ，紫サツマイモ，ブルーベリーなどの色素より残存率が高かった。一方で耐熱性はビートレッドやブルーベリーより高く，シソと同程度である。なお，ビートレッドの原料は赤カブと類似しているが，色素の主成分はアントシアニンではなくベタシアニンである。

（6）赤タマネギ（英名：Red onion，学名：*Allium cepa*）

1）概　　要

タマネギはヒガンバナ科ネギ属に属し，原産は中央アジアとされる。主にヨーロッパ方面から16世紀頃にアメリカへ伝播したが，アジアでの普及は遅く，日本では江戸時代に長崎に観賞用として伝わったのが最初で，本格的に栽培されるようになったのは明治時代以降である。食生活の欧米化に伴い需要が拡大しており，現在，中国，インド，アメリカに次いで世界第4位のタマネギ生産国となっている。

赤タマネギのアントシアニンは通常皮部のみに見られる。内皮も赤紫色を示すが果肉部は白いため，横から輪切りにすると年輪状になる。

なお，着色料でタマネギ色素があるが，これはケルセチンを主体とした黄色を呈する色素でありアントシアニン色素ではない。

2) 品　　種

赤タマネギは,「フレッシュレッド」「アーリーレッド」「猩々赤」「くれない」ほか, 神奈川県園芸試験場で育成された「湘南レッド」や北海道栗山町の「さらさらレッド」など地場野菜としても品種改良が進められている。

3) 代表的アントシアニン

赤タマネギの色素成分となるアントシアニンは約7種類からなり,主体はシアニジン 3-グルコシドにマロニル基がついたシアニジン 3-マロニルグルコシドである。その他にシアニジン 3-ラミナリオビオシド,シアニジン 3-マロニルグルコシド,シアニジン 3-マロニルラミナリオビオシドなどが含まれている。

(7) 紫ニンジン (英名：Black carrot, 学名：*Daucus carota* subsp. *sativus atrorubens* Alef)

1) 概　　要

ニンジンはセリ科ニンジン属で原産はアフガニスタンとされる。ヨーロッパ方面に伝播した,太く短い西洋系と,中国に伝播した細長い東洋系に大別されるが,栽培の難しさから現在国内で栽培されているのは主に西洋系である。

根部にアントシアニンを含む濃紫色や紅紫色の紫ニンジンや黒ニンジンは原種に近いとされるが,興味深いことにこれらにはニンジンの黄色や橙色の元である α/β カロテン等のカロテノイドが同量以上含まれており,通常のニンジンと同様の調理に用いられる。紫ニンジンの色素は欧米ではE163アントシアニン (EU) またはCFR72.260ベジタブルジュースとして多くの加工食品で使用されている。日本ではパープルキャロット色素として一般飲食物添加物として認められており,野菜ジュースなどに使用されている。

2) 品　　種

紫ニンジンは,皮部と果肉部分がそれぞれ濃紫〜紫色である「烏山人参」「パープルパープル」や,皮部が紫で果肉部が橙色の「パープルスティック」「パープルヘイズ」などが見られる。また,全体が紫黒色の黒ニンジンの栽培も行われている。

3）代表的アントシアニンと構造

黒ニンジンに含まれるアントシアニンはシアニジンの3位に糖が付きシナピン酸やフェルラ酸でアシル化されているシアニジン 3-キシロシルガラクトシド，シアニジン 3-シナポイルキシロシルグルコシルガラクトシドおよびシアニジン 3-フェルロイルキシロシルグルコシルガラクトシドなどの配糖体が主体である。色調はムラサキサツマイモ色素より若干赤みが強いものの，原料により青みと赤みのばらつきが見られる傾向がある。また，他のアントシアニン系色素と比較して明度が高く，pHによる色調変化が少ない特徴がある。

2. 果　　実

（1）ブドウ（英名：Grape, Vine，学名：ヨーロッパ種　*Vitis vinifera*，アメリカ種　*Vitis labrusca*）

1）概　　要

ブドウはブドウ科のつる性落葉果樹の果実で，葉は左右に切れ込みのある形をしている。ブドウ栽培の歴史は古く，ギリシャやエジプトでは紀元前3000年より栽培されており，日本には720年頃中国を経由して伝来した。アジア原産のヨーロッパ種と北アメリカ原産のアメリカ種に大別され，ワイン用の品種はヨーロッパ種が大半を占めている。ワイン用ブドウは糖度と酸度が高いことが特徴で，果皮や種子に含まれる成分がワインの渋味や色調に影響していることから，小粒で果皮が厚く種子が大きい品種が多い。ワイン用のほかには生食用のブドウが生産されており，糖度はワイン用品種よりも低いが酸含有量が少ないため，生食用の品種は甘味が強く感じられる。果実の果肉は柔らかく，多汁質であることから漿果類に分類されており，約85％の水分を含んでいる。果肉の糖分は12〜17％と高くグルコースとフルクトースが主体となっている。有機酸は品種により差が大きく，酒石酸の含有量が最も多く，ついでリンゴ酸が多く含まれている。赤い果皮のブドウにはアントシアニンが含まれており，これを利用して赤ワインが製造されている。

2）品　　　種

　果皮の色が赤紫色の品種としては，デラウェアや甲州，甲斐路があり，濃い紫色の果色品種としては，巨峰やピオーネ，マスカットベリーAなどがある。また，果皮が黄緑色でアントシアニンをほとんど含まない品種としてマスカットオブアレキサンドリアやネオマスカット，ピッテロビアンコがある。ワイン用品種にはピノ・ノワール，ベリーアリカントA，カベルネ・ソービニヨンといった赤ワイン用の果皮が濃紫色の品種と，シャルドネやリースリンのように果皮が黄緑色で白ワイン用の品種が栽培されている。生食用品種は粒が大きく，皮が薄い果実が多く，種なしにするため果実の成熟途中でジベレリン処理が行われることもある。干しブドウ用の品種は実が小さく，皮の薄い，種なしのサルタナシードレスが主に用いられている。

3）代表的アントシアニン

　ブドウの果色は，生食用においては消費者の嗜好性に影響を与える要因であり，加工原料の場合でも商品の色調を決める重要な因子である。ブドウには多種のアントシアニンが含まれており，シアニジン，ペオニジン，デルフィニジン，ペチュニジン，マルビジンの5種アグリコンに対し，3-配糖体，3,5-ジ配糖体，これらにパラクマル酸などの有機酸が結合したアシル化アントシアニンが検出されている。一般的にヨーロッパ系の品種はグルコースと，そのエステルが主体であり，ヨーロッパ種とアメリカ種の交雑品種は3-グルコシドと3,5-ジグルコシドが含まれている。各品種についてアントシアニンの分子種を個別にみてみると，交雑種である巨峰とピオーネはマルビジン 3-グルコシドの酢酸エステルが全体の約45〜50％，パラクマル酸エステルが約15〜20％を占めており類似した組成をしているが，同じ交雑種であるオリンピアではシアニジン 3-グルコシドとそのパラクマル酸エステルが約40％と主要なアントシアニンであり，主要となるアントシアニンは品種により多様性を有している。そのため，ブドウ果皮の色調はアントシアニン含量だけでなく，アントシアニンの組成によっても影響を受けている。

表4-1　保存期間におけるアントシアニンの安定性

果汁	半減期 ($t_{1/2}$, 週)	D値 (週)
イチゴ	2.8	4.0
ビルベリー	11.2	16.1
ブドウ	23.6	34.0

総アントシアニン量が1/2になったときを半減期，1/10になったときをD値として示した。アントシアニン量は各試料のアントシアニン分解の初速度より算出した。
Hernandez-Herrero J. A. et al：Int J Food Sci Tech 2011；46：2550-2557．(一部抜粋，改変)

4）アントシアニンの安定性

　一般的にブドウのアントシアニンは安定であるとされている。ブドウ果汁を暗所，20℃で保存した場合，果汁中のアントシアニンの半減期は約24週間であり，イチゴとビルベリー果汁の半減期はそれぞれ約3週間と約12週間あり，ブドウの半減期が最も長く，安定であることがわかる（表4-1）。ブドウのアントシアニンの安定性については，赤ワインの色調に関連した研究が数多くなされている。ワイン用ブドウにはアントシアニンが約500～1,000 mg/L含まれており，これらは醸造中にアルコール発酵することでアントシアニンがワイン中に抽出されていく。抽出されたワイン中のアントシアニンは熟成が進行するのに伴い徐々に減少するが，これは熟成期間中にアントシアニン同士あるいはアントシアニンと他のフラボノイドやカテキン類などのフェノール性化合物とが相互作用するスタッキングやコピグメントが起こるためで，単独のアントシアニンがより大きな分子となることで色調の安定化に寄与しているものと考えられる。

(2) イチゴ（英名：Strawberry, 学名：*Fragaria×ananassa* DUCH）

1）概　　要

　イチゴはバラ科イチゴ属に属する小果樹で，比較的冷涼な気候に適し，温帯

から亜寒帯に及ぶ広い範囲の地域で栽培されている。イチゴの可食部は花托が発達した部分で，その表面にある黒い粒が植物学上の果肉である。イチゴの成分は，水分90％，糖分は8％でスクロース，グルコース，フルクトースが主な構成糖である。品種により単糖を多く蓄積する品種（とよのか）と単糖より二糖類を多く含む品種（麗紅）がある。有機酸は約0.7％含まれ，そのうち80％がクエン酸で，残りがリンゴ酸等である。酸含量は品種ごとの変動が大きく，また，果実の熟成に伴い減少する。イチゴの糖酸比は12程度であり，ビタミンC含量は62 mg/100 gと多いことが特徴である。

2）品　　種

現在栽培されているイチゴはオランダイチゴであり，18世紀にオランダで南アメリカ産のチリーイチゴと北アメリカ産のバージニアイチゴとの交配から生まれた。その後，改良が重ねられて世界へと広がり，日本にも江戸末期に伝来した。日本においてこれまでにハウス栽培向けの130品種，路地・半促成栽培の60品種の計250品種が育成されており，これにより路地栽培の収穫期である4～5月以外の時期でも栽培収穫が可能となり，12月のクリスマスシーズンでも店頭にイチゴが並ぶようになった。「とよのか」や「女峰」，「とちおとめ」のような少数の品種が市場の大半を占めていたが，近年，収穫時期や甘さ，果肉の色などの点において改良された地域ブランドが作付面積を増やしており，佐賀県の「さがほのか」や静岡県の「紅ほっぺ」，福岡県の「あまおう」などが栽培されている。

3）代表的アントシアニン

イチゴの主要アントシアニンはカリステフィン（ペラルゴニジン 3-グルコシド）であり，全アントシアニンの約9割を占めている。ほかに少量のシアニジン 3-グルコシドが含まれている。また，「女峰」や「麗紅」など一部の品種にはペラルゴニジン 3-マロニルグルコシドが含まれるとの報告がある。イチゴの果肉の色調はアントシアニン含量に比例しており，各アントシアニンの割合との関係性は明らかにされていない。

果皮色の赤色が濃いイチゴは果肉色も赤いものが多く，果色とクエン酸含量

には相関性があるといわれており，果皮の赤が濃いとクエン酸含量が高く，果汁が濃い品種，つまり果肉まで赤い場合クエン酸含量が高い傾向にある。イチゴの色調は用途により需要が異なり，ケーキなどには切断面が赤いこと，ジャムなどの加工用イチゴは果汁が赤いことが求められている（口絵3参照）。また，白いイチゴとして「初恋の香り」や「雪うさぎ」といった品種が開発されており，これらのイチゴは果皮と果肉が白色，またはごく薄いピンクであり，果皮や果肉中のアントシアニン含量が低い品種と考えられる。

4）アントシアニンの安定性

　イチゴをジャムやジュースに加工すると製造直後は鮮やかな赤色であった製品が貯蔵期間中に暗赤色へと変化する。ブドウやビルベリー，ナスなど，他の果色と比較して，イチゴのアントシアニンは不安定であることが報告されている。このイチゴのアントシアニンの褐変化には温度やpH，塩類，糖，ヒドロキシメチルフルフラール，アミノ酸，ビタミンCなどの因子が関係するとされている。中でも，イチゴ果実に豊富に含まれるビタミンCの影響は大きく，還元型および酸化型のビタミンCによりアントシアニンが分解されることが明らかとなっている。還元型ビタミンCが酸化されるとモノデヒドロアスコルビン酸のフリーラジカルや過酸化水素が発生し，これらがアントシアニンに作用することでその色調変化が起こる。さらに，酸化型ビタミンCの場合は，酸素がない状態でもアントシアニン分解は速やかに進行する。これは，酸化型ビタミンCが水溶液中で速やかに2,3-ジケトグロン酸へと変換されるためであり，2,3-ジケトグロン酸はアントシアニンを酸化分解することが示されている。イチゴ果肉100 g 中にはビタミンCが62 mg 含まれていることから，ジャムやジュースの加工過程において，撹拌や加熱により容易にビタミンCの酸化が進行，安定性が低下したものと考えられる。

（3）ベリー類：ブルーベリー，ビルベリー，カシス，ブラックベリー，ラズベリー，レッドカラント

　ビタミンとミネラル含量が豊富なベリー果実は，世界各地に様々な品種，科

が存在しており，これら果実の赤や紫色はアントシアニンによるものである。ベリー類のアントシアニンについは天然素材の着色料として食品に広く用いられているほかに，機能性に着目した研究が盛んに行われている。

1) ブルーベリー（英名：Blueberry，学名：*Vaccinium* L.）

ブルーベリーはツツジ科のスノキ属に分類される低木樹で，原産は北アメリカおよびカナダの一部である。ブルーベリーは，樹高の異なる3種（ローブッシュベリー；*V. angustifolium*，ハイブッシュベリー；*V. corymbosum*，ラビットアイベリー；*V. ashei*）がある。小粒の果実は濃いブルーをしており，甘ずっぱい味とやや粘性示すペクチン質が特徴である。ブルーベリーに含まれる糖はフルクトースとグルコース（比率は1.0～1.2）であり，全糖の約90％を占めている。主な有機酸はクエン酸であり，熟度により含量が変動し，未熟果は含有量が高く，熟度が進行するに伴い減少する。ビタミン類ではナイアシン（ニコチン酸）含量が非常に高く，ビタミンC含量は約10 mg/100 gである。

日本で栽培されているのは寒冷に強いハイブッシュベリーと，樹勢が強く温暖向きのラビットアイである。ハイブッシュベリーには，ウェイマス，パトリオット，ダロー，半樹高ハイブッシュベリーにはノースカントリー，ラビットアイベリーにはティフブルー，ホームベルなどの品種がある。

ブルーベリーの濃い青色は，5種のアントシアニジン（デルフィニジン，シアニジン，ペチュニジン，ペオニジン，マルビジン）に3つの糖（グルコース，ガラクトース，アラビノース）が結合した配糖体を形成しており，全部で15種類のアントシアニンにより構成されている。可食部100 g当たり約200～400 mgのアントシアニンを含んでおり，15種のアントシアニンのうちマルビジン 3-アラビノシドやデルフィニジン 3-ガラクトシド，ペチュニジン 3-ガラクトシドが多く含まれている。ブルーベリーに含まれるアントシアニン色素は，毛細血管保護作用や視覚機能改善などのヒトに対する生理活性を有することから，その機能性について詳細な研究が行われている。

2) ビルベリー（英名：Bilberry，学名：*Vaccinium myrtillus*）

ツツジ科のスノキ属の半落葉低木樹で，ヨーロッパに自生する野生種であ

り，ブルーベリーは栽培種である。小粒であるが果肉まで濃紫色をしており，0.37％とブルーベリーに比べて約3倍量のアントシアニン色素（約1,000 mg/果実100 g）を含んでいる。主なアントシアニンは15種類存在し，5種のアグリコン（デルフィニジン，シアニジン，ペチュニジン，ペオニジン，マルビジン）がそれぞれ3種類の糖と配糖体（グルコシド，ガラクトシド，アラビノシド）を形成している。これらのうち，デルフィニジン 3-グルコシド，デルフィニジン 3-ガラクトシド，デルフィニジン 3-アラビノシド，シアニジン3-グルコシドを多く含んでいる。

　ブルーベリーと同様にビルベリーのアントシアニンは目の疲れに効く食品として知られている。目の網膜にあるロドプシンというタンパク質は光の刺激により分解され，すぐに再合成される。目を酷使するとロドプシンの再合成が追いつかなくなり，眼精疲労が起こる。アントシアニンはこのロドプシンの再合成を活性化させる働きを持つことが明らかとされており，高濃度のアントシアニンを含むビルベリーは機能性食材としても注目されている。

3）カラント（英名：Currant，学名：*Ribes* L.）

　スグリはユキノシタ科スグリ属の落葉低木樹であり，直径7～8 mmの光沢のある小さな実が房状に果実がなる。果実は酸味があることから，すっぱいクリ（塊）として和名では「房すぐり」の名がつけられた。果実の色が黒いブラックカラント（和名：クロフサスグリ）と赤色のレッドカラント（和名：アカフサスグリ）と，レッドカラントから派生したホワイトカラントの3種がある。

4）レッドカラント（英名：Redcurrant，学名：*Ribes rubrum*）

　酸味が強く，ジャムやジュース，洋菓子用として利用されている。ブラックカラントに比べてアントシアニン含量が少なく，構成するアントシアンの種類も少なく，鮮やかな赤色をした果実である。カシスと同様，シアニジン 3-ルチノシドを含み，シアニジン 3-キシロシルルチノシド，シアニジン 3-グルコシルルチノシド，シアニジン 3-サンブビオシドなどを含んでいる。

5）ブラックカラント（英名：Blackcurrant，学名：*Ribes nigrum*）

　カシス（仏：Cassis）と呼ばれて親しまれており，ニュージーランドやカナ

ダなど比較的涼しい地域に生息している。ブドウとの混合ジュース，リキュールの原料として知られており，ジャムや製菓材料としても用いられている。可食部100 g中にビタミンCを約200 mgと豊富に含んでいる。

　黒紫色の成熟果実中には約0.2％のアントシアニンが含まれており，カシス特有のデルフィニジン 3-ルチノシドとシアニジン 3-ルチノシドがあわせて約80％を占め，その他にデルフィニジン 3-グルコシドとシアニジン 3-グルコシドの4種が主要アントシアニンである。カシスのアントシアニンの視機能改善作用についても研究がなされており，暗順応の改善や眼精疲労の抑制に加え，毛様体筋の調整麻痺（一時的な近視状態で長時間のパソコン作業の際には陥りやすい症状）を抑制する作用があることが示されている。

6）ブラックベリー（英名：Blackberry，学名：*Rubus fruticosus*）

　バラ科キイチゴ属の果実で，北アメリカが原産である。直径3 mm程度の小さな果実が集まって1つの果実を形成する集合果であり，全体の大きさは約2〜3 cm，色は深紅色から黒色で，ビタミンCを多く含んでいる。酸味が強いため，生食よりもジャムやソースなどに利用される。果実にはシアニジンにガラクトース，グルコース，アラビノース，キシロース，ルチノース，ソホロースが結合したもの，またグルコースとルチノースが結合したもの，モノグルコシドにマロン酸が結合したアシル化アントシアニン，マルビジン 3-アラビノシドやペラルゴニジン 3-グルコシドなどの存在が報告されているが，ブラックベリーの品種や栽培地，栽培条件などにより，アントシアニン量とその組成に変動があることも報告されている。これらのアントシアニンのうち主要なものは，シアニジン 3-グルコシド，シアニジン 3-ルチノシド，シアニジン 3-キシロシドである。

7）ラズベリー（英名：Raspberry，学名：*Rubus ideaus* L.）

　バラ科キイチゴ属の果実で，ヨーロッパおよび北アメリカ原産の落葉小低木樹であり，木苺として知られている。ブラックベリーと同様集合果であるが，集合果がくっついた果実は中空であるため花托から容易に分離する。果重は2〜3 gで，甘味と酸味があることから，生食とジャムやマフィンなどの加工品

にも利用されている。果色によって赤ラズベリー，黒ラズベリー，紫ラズベリーの3群に分けられる。赤ラズベリーからは，黄色および白色の品種も育成されている。赤ラズベリー100g中には約40〜50 mgのアントアシアニンが含まれており，主要アントシアニンはシアニジン 3-ソホロシドとシアニジン 3-グルコシドであり，シアニジン 3-グルコシルルチノシドとシアニジン 3-ルチノシド，ペラルゴジニン 3-ソホロシドも含む。

表4-2 ベリー類に含まれるアントシアニン

果実名	英名	学名	主要なアントシアニン
ブルーベリー	Blueberry	*Vaccinium L.*	マルビジン 3-アラビノシド デルフィニジン 3-ガラクトシド ペチュニジン 3-ガラクトシド
ビルベリー	Bilberry	*Vaccinium myrtillus*	デルフィニジン 3-グルコシド デルフィニジン 3-ガラクトシド デルフィニジン 3-アラビノシド シアニジン 3-グルコシド
ブラックカラント（カシス）	Blackcurrant	*Ribes nigrum*	デルフィニジン 3-ルチノシド シアニジン 3-ルチノシド デルフィニジン 3-グルコシド シアニジン 3-グルコシド
レッドカラント	Redcurrant	*Ribes rubrum*	シアニジン 3-ルチノシド シアニジン 3-キシロシルルチノシド シアニジン 3-グルコシルルチノシド シアニジン 3-サンブビオシド
ブラックベリー	Blackberry	*Rubus fruticosus*	シアニジン 3-グルコシド シアニジン 3-ルチノシド シアニジン 3-キシロシド
ラズベリー	Raspberry	*Rubus ideaus*	シアニジン 3-ソホロシド シアニジン 3-グルコシド シアニジン 3-グルコシルルチノシド シアニジン 3-ルチノシド ペラルゴニジン 3-ソホロシド

(4) その他の果実：ハスカップ，プルーン，リンゴ，アサイー

1) ハスカップ（英名：Blue-berried honeysuckle, Haskaap, 学名：*Lonicera caerulea* subsp. edulis）

　スイカズラ科スイカズラ属の落葉低木樹の果実で，原産地はアジア北東部である。縦1～1.5 cm，横0.7～1.2 cm，白い果粉のついた青黒色をした小さな果実である。冷涼な気候を好むことから，日本では大部分が北海道で生産されている。ハスカップは正式和名をクロミノウグイスカグラとしているが，実際にはクロミノウグイスカグラとケヨノミを合わせた総称として用いる場合が多い。果実は柔らかく傷つきやすいため，生食としての流通はなく主に加工用として利用されている。独特の酸味とほろ苦さがある。

　ハスカップの果実の主要なアントシアニンはシアニジン 3-グルコシドとシアニジン3,5-ジグルコシドであり，その他に少量のシアニジン系のシアニジン 3-ルチノシド，シアニジン 3-ゲンチオビオシド，ペラルゴニジン 3-グルコシド，ペオニジン 3-グルコシド，ペオニジン 3-ルチノシドが含まれている。これらのアントシアニンを含むハスカップ抽出液には高脂血症や高血糖症など脂質やグルコースの代謝異常を改善する働きを持つことが報告されている。

2) プルーン（英名：Plum, 学名：*Prunus domestica*）

　バラ科サクラ属スモモ亜属の落葉小高木樹の果実で，ユーラシア系のヨーロッパスモモを一般的にプルーンと呼んでいる。明治以降に欧米から導入された。40～50 gの紫色の果実で，果実の中心に大きな種を有し，水溶性食物繊維が豊富であることが特徴である。日本では長野県での生産量が多く，主要な品種として「サンプルーン」，「シュガー」，「スタンレイ」などがある。生食されることもあるが，通常は半生状のドライフルーツやペースト状のプルーンシロップに加工されることが多い。

　プルーンに含まれる主要なアントシアニンとしては，シアニジン 3-ルチノシドであり，次いでペオニジン 3-ルチノシド，シアニジン 3-グルコシド，シアニジン 3-キシロシドを含んでいる。これらは果汁中に43～168 mg/L含まれている。

3）リンゴ（英名：Apple，学名：*Malus pumila var.domestica*）

　リンゴはバラ科ナシ亜科リンゴ属の落葉性樹木の落葉性果実で，子房の外側の花托，花弁，萼（がく）の付着している部分が発達・肥大して果肉となった偽果である。中央アジア原産で日本には江戸時代に伝来し，明治以降本格的な栽培が行われるようになった。現在，日本では温州ミカンに次いで消費量の多い果実であり，年間約65万トンが生産されている。最も収穫量が多い品種は「ふじ」であり，「つがる」や「ジョナゴールド」が主要品種である。

　リンゴ果実色素のアグリコンはシアニジンである。シアニジン 3-ガラクシドが主要なアントシアニンであり，その他にシアニジン 3-グルコシド，シアニジン 3-アラビノシド，シアニジン 7-アラビノシド，シアニジン 3-キシロシドが報告されている。また，シアニジン 7-アラビノシド，シアニジン 3-アラビノシド，シアニジン 3-キシロシドにはアシル化アントシアニンであることが示唆されている。近年，果皮だけでなく果肉も赤いリンゴ品種として「紅の夢」，「ルビースイート」，「ピンクパール」などが育種されている。このような果肉における色素発現にはMYB転写因子の重複がかかわることが報告されている。

4）アサイー（英名：Assai Palm，学名：*Euterpe oleracea*）

　アサイーとは，ブラジルのアマゾン原産のヤシ科植物であり，ブルーベリーに似た形の果実である。アサイーには鉄，カルシウム，カリウムなどの無機質のほか，多くの脂肪酸や食物繊維が含まれている。抗酸化性に優れており，がん細胞増殖抑制作用があることからも，近年機能性食品素材として注目を集めている。

　アサイーに含まれる主要なアントシアニンはシアニジン 3-ルチノシドとシアニジン 3-グルコシドである。その他，ペラルゴニジン 3-グルコシド，ペオニジン 3-グルコシド，ペオニジン 3-ルチノシドなどが含まれている。

3. い も 類

(1) サツマイモ（英名：Sweetpotato，学名：*Ipomoea batatas* (L.) Lam.）
1) 概　　要

　サツマイモはメキシコからペルーに至る中央アメリカ地域を原産地とするヒルガオ科サツマイモ属の作物である。1600（慶長5）年頃より中国から琉球（沖縄県）を経由して薩摩（鹿児島県）に導入されたことから，サツマイモ（薩摩芋）と呼ばれている。アメリカ合衆国では，β-カロテンを含有する橙肉色のサツマイモが主流であるが，わが国を含む多くの国では白～黄色の肉色のサツマイモが大半を占める。世界中には数千品種存在するといわれているが，その中にはアントシアニンを含有する紫色の肉色を呈する品種も存在する。近年は濃紫色品種も育成され，その色調を活かした加工食品の利用が増加し，食用色素としても利用されている。また，サツマイモアントシアニンの健康機能性効果も明らかにされている。

2) 品　　種

　アントシアニンを含有する品種として古くから鹿児島県の「種子島紫」や「山川紫」，沖縄県の「ナカムラサキ」などが栽培されてきたが，近年多くの品種が育成されている。加工用品種では，アントシアニン含量が高く，濃紫色の肉色を有する「アヤムラサキ」が1995（平成7）年に育成され，菓子類のほか，パウダー，ペースト，飲料，飲用酢，アルコール飲料，さらに色素原料として利用され，"紫いもブーム"のきっかけとなった。以降，収量性が高く，外観に優れる「ムラサキマサリ」が2001（平成13）年に，「アヤムラサキ」よりアントシアニン含量が高い「アケムラサキ」が2005（平成17）年に育成された。これらの品種も加工食品や色素原料用として利用されており，「ムラサキマサリ」は焼酎用としても適している。食用品種では，食味や外観に優れる「パープルスイートロード」が，2002（平成14）年に育成された。沖縄県では，アントシアニンを含む品種は"紅いも"と呼ばれ好まれており，「宮農36号」

78　第4章　アントシアニン含有食品

や「備瀬」が多く栽培されている。2007（平成19）年には食味に優れる「沖夢紫」が育成された。鹿児島県では，在来品種の「種子島紫」から選抜された「種子島ろまん」と「種子島ゴールド」が1999（平成11）年に品種登録された。

3）代表的アントシアニンと構造

　紫サツマイモには，19種以上のアントシアニンが含まれている。そのうち8種が主要のアントシアニンであり，ペオニジンまたはシアニジンをアグリコンとし，糖と有機酸（カフェ酸，フェルラ酸，パラヒドロキシ安息香酸）が結合するアシル化アントシアニンである。これらは，単離した「山川紫」にちなん

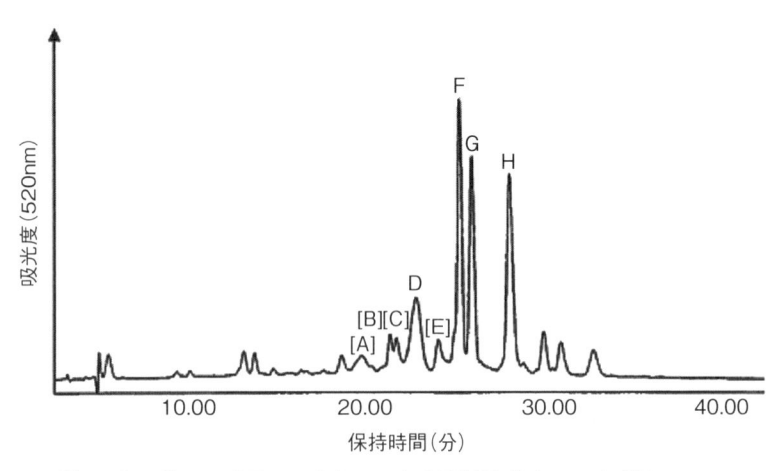

図4-6　サツマイモアントシアニンの高速液体クロマトグラフィー

HPLCピーク	アグリコン	R_1	R_2	慣用名
[A]	シアニジン	H	H	YGM-2
[B]	シアニジン	H	Caf	YBM-1 b
[C]	シアニジン	H	HB	YGM-1 a
D	ペオニジン	CH_3	H	YGM-5 b
[E]	シアニジン	H	Fr	YGM-3
F	ペオニジン	CH_3	Caf	YGM-4 b
G	ペオニジン	CH_3	HB	YGM-5 a
H	ペオニジン	CH_3	Fr	YGM-6

Caf：カフェ酸　HB：パラヒドロキシ安息香酸
Fr：フェルラ酸

図4-7　サツマイモアントシアニン色素（YGM類）の構造

でYGM-2,-1b,-1a,-3（シアニジン系）およびYGM-5b,-4b,-5a,-6（ペオニジン系）と名づけられている。「アヤムラサキ」の青果物中の8種の主要アントシアニンの合計は369.1 mg/100 gであった。品種によってペオニジン系とシアニジン系の含量比が異なっており，前記の「アヤムラサキ」，「ムラサキマサリ」，「アケムラサキ」は，いずれもペオニジン系の比率が高く，「種子島紫」，「宮農36号」はシアニジン系の比率が高い。また，ペオニジン系とシアニジン系の比率によって色調も異なり，ペオニジン系アントシアニンの比率が高い品種の肉色は赤みが強く，シアニジン系アントシアニンの比率が高い品種では青みが強い。

4）アントシアニンの安定性

サツマイモアントシアニンは温度や紫外線（UV）に対する安定性が高く，加工食品や食用色素に有意な特性を有している。サツマイモアントシアニン溶液（pH 3.16）を80℃で18時間加熱後の525 nmの吸光度は，加熱前の「関系55」で75％，「山川紫」で71％，「種子島紫」で63％であり，紫ヤム（77％）や紫キャベツ（60％）と共に高く，ナス（22％），イチゴ（24％），ラズベリー（30％）等と比較して安定であった。熱安定性はアントシアニン成分数やアシ

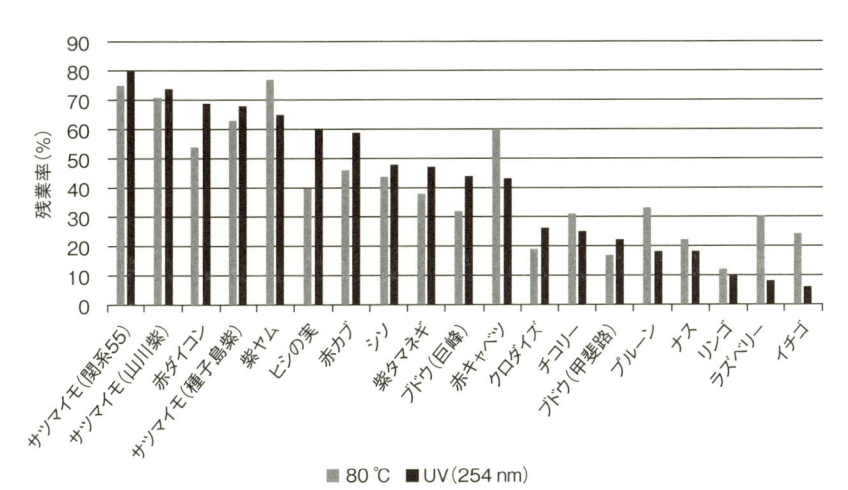

図4-8 アントシアニンの熱および紫外線に対する安定性

ル化アントシアニン数と高い相関がある。サツマイモアントシアニン溶液にUV（254 nm）を照射して18時間後の525 nm の吸光度は，照射前に比べて「関係55」で80％，「山川紫」で74％，「種子島紫」で68％残存した。この値は，赤ダイコン（69％）と共に高く，赤キャベツ（43％），ブドウ（巨峰，44％），イチゴ（6％），ラズベリー（8％）等と比べて安定であった。UV 安定性は，アシル化アントシアニンの数と高い相関性があった。

（2）ジャガイモ（英名：Potato，学名：*Solanum phureja, S. tuberosum* ssp. *andigena*）

1）概　　要

　ナス科ナス属のジャガイモは，南米の標高3,000～4,000 mの中央アンデス高地が原産である。アンデスでは，1500年以上も前から栽培されていた。16世紀末にヨーロッパに導入され，18世紀後半には麦，イネ，大豆と並ぶ主要作物となった。日本には，関ヶ原の戦い（1600年）から島原・天草の乱（1637年）の頃にもたらされたようであるが，サツマイモのようにはっきりとした来歴はわかっていない。ジャガイモの名称についてもジャガトラ（現在のジャカルタ）からオランダ船によって持ち込まれたからとされるが，当時の地名と異なり由来が定かではない。1527（大永5）年，インドネシアの都市スンダ・クラパは，ジャカルタと改名されたが，日本への導入時期はオランダ東インド会社総督の支配下でバタビア（1619年に改称）と呼ばれていた。1714（正徳4）年に西川如見が著した「長崎夜話草」中に登場する「じゃがたらお春」の影響があるのではないだろうか。

　江戸時代，幕府が栽培を奨励しイモ神様まで出てくるサツマイモと異なり，広く普及されることがなかったが，高野長英は，「救荒二物考」の中で救荒作物としてジャガイモの栽培を奨励している。ジャガイモが広く一般に栽培されるようになるのは明治以降になってからで，これは明治政府が欧米型畑作農業を北海道で推進したためである。この北海道では「ばれいしょ」と呼ばれることが多いが，伝来地の長崎などの九州では，「じゃが」と愛唱される。また，

育種学会や作物学会などでは「バレイショ」，園芸学会や植物学会などでは「ジャガイモ」と表記している。

食材としてみると「バレイショ」は畑作物でポテトチップやデンプンなどの加工原料のイメージで，「ジャガイモ」は旬がある野菜のイメージである。

2）品　　種

一般的にジャガイモは，白皮，白肉でアントシアニンは含まない。そのため一般消費者は，丸ければ「男爵イモ」，長ければ「メークイン」あるいは粉質で煮崩れするのは「男爵イモ」，粘質で煮崩れしないのが「メークイン」などとして，それ以外の品種は区別されないことが多い。

アントシアニンを含むジャガイモとしては，皮の部分が赤や紫に着色した品種は海外では多く見られる。日本では皮部が着色している品種に「紅丸」，「レッドアンデス」，「ベニアカリ」，「スタールビー」，「アイノアカ」，「ジャガキッズ」，「レッドムーン」などがある。

果皮，果肉ともに紫～青色に着色するジャガイモは，古い在来品種の「コンゴ」に由来する「オールブルー」，「デルタブルー」，「ペルビアンブルー」などがあり，北米ではブルーポテトと呼ばれる。日本では，南米のアンデス地域にあった古いタイプの栽培種と日本の在来種を母本として，アントシアニン高含有タイプ（図4-9）のジャガイモ品種が交配育成されている。

第1世代は赤肉の「インカレッド」，紫肉の「インカパープル」で，これらは栽培特性に優れないものであった。第2世代の紫肉の「キタムラサキ」は栽培特性が優れ，さらに，このキタムラサキの自然結果種子より選抜された赤肉の「ノーザンルビー」や紫肉の「シャドークイーン」が栽培されている。現在も病害虫抵抗性に優れ，色素量を向上させた品種が改良育成されている。日本でのアントシアニン含有ジャガイモの育種は各国より進んで始められたもので，その成果を見た欧米や中国などの国も育種を開始している。

3）アントシアニンの含量と組成

赤肉の「インカレッド」，紫肉の「インカパープル」で，それぞれ平均で生塊茎100 g当たり130 mgと212 mgのアントシアニンを含む。この「インカレッ

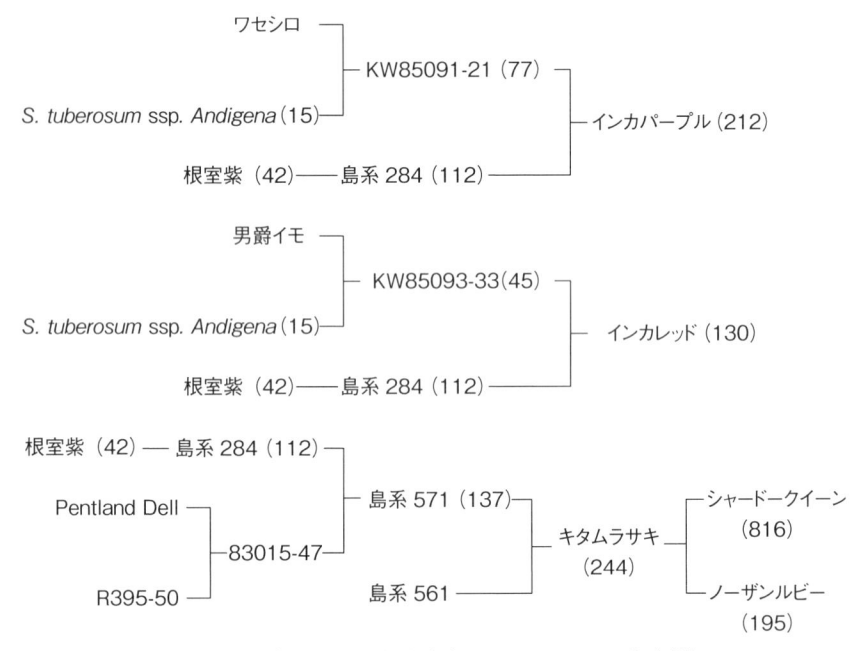

```
                   ワセシロ ─┐
                            ├─ KW85091-21（77）─┐
S. tuberosum ssp. Andigena（15）─┘                 ├─ インカパープル（212）
                   根室紫（42）── 島系284（112）─┘

                   男爵イモ ─┐
                            ├─ KW85093-33（45）─┐
S. tuberosum ssp. Andigena（15）─┘                 ├─ インカレッド（130）
                   根室紫（42）── 島系284（112）─┘

根室紫（42）── 島系284（112）─┐
                              ├─ 島系571（137）─┐                ┌─ シャードークイーン
Pentland Dell ─┐              │                 ├─ キタムラサキ ─┤      （816）
               ├─ 83015-47 ───┤                 │    （244）    │
R395-50 ───────┘              └─ 島系561 ───────┘                └─ ノーザンルビー
                                                                         （195）
```

図4-9　交配品種と色素含有量　（mg/100 g 生塊茎）

ド」，「インカパープル」は，気候や施肥量などの栽培条件で色素含有量に変動が大きく，かつ塊茎における色素含有量も塊茎の大きさなど個体間差が非常に大きいものであった。第2世代の「キタムラサキ」（アントシアニン含量244 mg/100 g 生塊茎）は，栽培条件による色素含有量に変動が少なく，塊茎による個体間差もほとんどない。「ノーザンルビー」は，100 g 生塊茎当たりアントシアニンを195 mg 含み，「シャドークイーン」は816 mg 含む。

　赤肉品種のアントシアニンは，ペラルゴニジン系のアシル化配糖体ペラニンを主成分とし，紫肉品種ではペチュニジン系のアシル化配糖体ペタニンを主成分としている。ジャガイモにはその他，ペオニジンにグルコースなどの糖のついたアントシアニンが含まれ，それらのアシル化アントシアニンが存在する（表4-3）。これらの色素構成を調べると，大きく分けてA～Eの5タイプに分類される。赤肉品種は色素の違いにバリエーションがあるものの，紫肉品種ではあまり差は見られない。ジャガイモでは，アントシアニンの色素組成を調

表4-3 アントシアニン含有ジャガイモ品種のHPLC分析による色素組成（％）とタイプ分類

ピーク	P-a	P-b	P-c	P-d	P-e	P-f	P-g	P-h	P-i	タイプ
赤色素品種										
レッドワーバ	1	1	—	—	39	8	21	13	17	A
デジレー	12	3	—	—	37	6	21	4	17	A
アイノアカ	2	2	—	—	19	4	25	9	39	A
長崎紅	1	2	—	—	15	9	16	16	41	A
中津川イモ	8	10	—	—	24	15	21	15	7	B
金時薯	7	8	—	—	26	12	23	15	9	B
ベニアカリ	—	—	—	—	8	24	12	29	22	C
花標津	3	11	—	5	8	14	9	17	38	C
ベニマル	—	—	—	—	46	—	26	4	24	D
アンデスレッド	—	—	—	—	52	—	16	2	30	D
釧路産	6	2	—	—	45	—	21	4	22	D
インカレッド	3	—	—	—	71	—	6	—	20	D
ノーザンルビー	2	—	—	—	77	—	5	—	16	D
紫色素品種										
長崎紫	—	2	67	17	—	5	—	2	7	E
根室紫	—	3	50	21	—	9	—	7	10	E
インカパープル	—	2	57	8	—	17	—	3	13	E
キタムラサキ	—	1	63	7	—	13	—	2	14	E
シャドークイーン	—	—	72	3	—	14	—	—	11	E

P-a：ペラルゴニジン 3-ルチノシド-5-グルコシド
P-b：ペオニジン 3-ルチノシド-5-グルコシド
P-c：ペチュニジン 3-パラクマロイルルチノシド-5-グルコシド（ペタニン）
P-d：ペオニジン 3-カフェオイルクマロイルルチノシド-5-グルコシド
P-e：ペラルゴニジン 3-パラクマロイルルチノシド-5-グルコシド（ペラニン）
P-f：ペオニジン 3-パラクマロイルルチノシド-5-グルコシド（ペオナニン）
P-g：ペラルゴニジン 3-フェルロイルルチノシド-5-グルコシド
P-h：ペオニジン 3-フェルロイルルチノシド-5-グルコシド
P-i：その他

べることで類縁性の判定が可能であり，品種の来歴を推定する手がかりとなる。

　一般の白皮，白肉のジャガイモでも，気候変化や病害虫，過剰の農薬散布などのストレスがかかると肉部に薄く色がつくことがある。これは「うん」と呼ばれる現象であるが，アントシアニンによるものである。塊茎にアントシアンを含まないジャガイモでも，発芽した芽部に赤や紫のアントシアニンを含む品

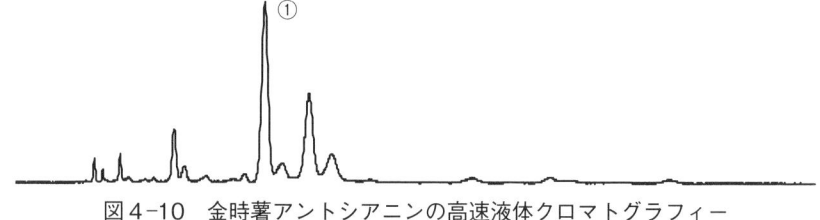

84　第4章　アントシアニン含有食品

図4-10　金時薯アントシアニンの高速液体クロマトグラフィー
① ペラニン（ペラルゴジニン 3-パラクマロイルチノシド-5-グルコシド）

種もあり，芽部の色素と内部障害の色素は一致している。特に，「男爵イモ」や「コナフブキ」などでよく見られる。

（3）紫ヤムイモ（英名：Purple yam，学名：*Dioscorea alata*）
1）概　　要

　ヤムイモは，ユリ目ヤマノイモ科ヤマノイモ属（*Dioscorea*）のうち塊茎を食用とする種の総称で，ダイジョの1種である。日本のヤマイモ（ヤマノイモ，*D. japonica*）は同属ではあるがヤムイモ（*D. alata*）とは別種である。

　ヤムイモ塊茎は白色のほかに，黄色，紫色など多数あり，紫色のもの（紫ヤムイモ）はベニヤマイモやベニイモとも呼ぶことがある。紫色のヤムにも表皮とその付近だけ紫色のタイプと，塊茎内部の肉色まで紫色をしているタイプがある。

　ヤムイモは西アフリカ原産で，今ではアジア，オセアニアなど，世界中の熱帯から亜熱帯地域で広く栽培されている。日本では沖縄県で広く栽培されるほか，九州・四国などでもわずかに栽培されている。紫ヤムを用いて作った料理や加工食品は紫色を呈し，沖縄料理や沖縄菓子の食材としても知られる。フィリピンでは紫ヤムの乾燥粉末（UBE）がアイスクリーム等の食品の着色に用いられる。ヤムイモ（ヤマイモ類）は高い粘りを持っているが，この粘り成分は多糖類のガラクタンやマンナンなどが，タンパク質と結合したムチンであり，胃の粘膜を保護する働き，肝臓や腎臓の機能を高める作用，細胞の増殖機能を促進する作用がある。また，消化を促し，便秘を改善し，高血圧の改善に

も役立つとされている。

2）アントシアニンの構造

さらに，紫ヤムイモ中には赤紫色のアントシアニンが含まれる。Rasper（ラスパー）ら（1967）と Imbert（インバート）ら（1968）はそれぞれ紫ヤムイモ（*D. alata*）よりアントシアニン色素を抽出し，シアニジンに1～2個の糖が結合した簡単な構造のアントシアニンであると発表した。また，津久井ら（1977）は UBE の色素が中性溶液中でも安定であり，その構造がシアニジン，またはマルビジンにゲンチオビースおよびパラクマル酸が結合したものであると報告した。後に Shoyama ら（1990）は3種の色素を単離して，シアニジン，またはペオニジンの3位にゲンチオビオースが結合し，さらにシナピン酸を1個含む構造であるとしている。Yoshida ら（1991）は，紫ヤム抽出物中の5種の色素のうち含量の多い色素3種について，溶出順にアラタニンA，B，Cと命名して単離し，機器分析により完全な構造を明らかにし，それらの高い安定性の機構の解明を行った。

3）アントシアニンの安定性

アラタニン類の pH6 の緩衝液中における安定性を検討した結果，分子内にアシル基を2個有するアラタニンA（図2-4，p.21），Bはこれまで知られているポリアシル化アントシアニンと同様の分子内サンドイッチ型安定化機構（図3-15（c），p.52）による高い安定性を示した。さらに，アシル基が1個のアラタニンC（図2-3，p.20）も中性の希薄水溶液中で極めて高い安定性を示すことを見いだした。この異常な安定性については，アラタニンCでは5位に糖が結合しておらず，さらには，アントシアニジンとシナピン酸を結ぶ連

(a)「入れ子」型分子間会合　　(b)自己会合

　　　　　　　　　　　アントシアニジン
　　　　　　　　　　　芳香族有機酸
　　　　　　　　　　　糖

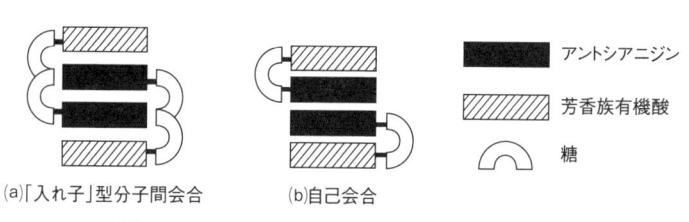

図4-11　アラタニンCの安定化機構（推定）

結部分にあたる糖が2糖（ゲンチオビオース）と距離的にも長く，柔軟性もあるため，2分子のアラタニンCが「入れ子」のようになった分子間会合（図4-11（a））か，または自己会合（図4-11（b））のため安定化しているとする，特殊な安定化機構を提唱した。

4. 豆　　類

(1) アズキ（英名：Azuki beans, Small red beans，学名：*Vigna angularis* Ohwiet Ohashi）とササゲ（英名：Cow peas, cuba bean，学名：*Vigna sinensis* Savi）

1）概　　要

　アズキは東アジア原産とされ，祖先野生種のヤブツルアズキ（*Vigna angularis* (Willd.) var. *nipponensis*）は日本にも自生している。わが国では，縄文，弥生の遺跡からアズキが発掘されており，古代より各地で栽培されていたと考えられる。古事記の中にも国産み神話として大八島の国（日本における旧令制国：本州，四国，九州，淡路，隠岐，壱岐，對馬，佐渡）の次に生まれた島々に小豆島（あづきじま，現在のしょうどしま）が記載されていて，アズキが重要な位置にあったことを思わせる。現在では北海道が主な産地である。

　ササゲは，エチオピア，ナイジェリア付近が原産地と考えられていて，平安時代にはすでに「大角豆」という名前で存在していたことが記録として残されている。ササゲという名前の由来は，莢を牙に見立てて「細々牙」といった説や，莢が「捧（ささげ）る」かのように上を向いているなどの説がある。アズキより耐寒性に劣り，耐暑性があるため岡山県などの地方での栽培が多い。アズキは煮ると皮が破れやすい（腹が切れる＝切腹に通じる）のに対し，ササゲは煮ても皮が破れないことから，江戸時代は武士の間では赤飯にササゲが使われるようになった。このため，江戸幕府を通じて武家文化の影響が大きい関東地方では赤飯にササゲを用いることが多い。

2）品　　種

　アズキの品種には，大粒種の大納言（丹波，馬路，備中，美方，あかね，ほ

くと，とよみ，など），普通種，中納言（エリモショウズ，キタオトメ，サホロショウズなど）がある。

ササゲには，ササゲ，ジュウロクササゲ，ハタササゲなどがあり，園芸品種ではジュウロクササゲ系の三尺ササゲの「赤種三尺大長」，「けごんの滝」などがある。

3) アントシアニンの含量と組成

アズキやササゲの主要なアントシアニンは，シアニジン 3-グルコシドやデルフィニジン 3-グルコシドである。アズキではシアニジン 3,5-ジグルコシドを含むものもある。アズキやササゲは，アントシアニンを含むものの，ごく少量で乾燥種子100 g 当たり0.2〜0.3 mg 程度である。

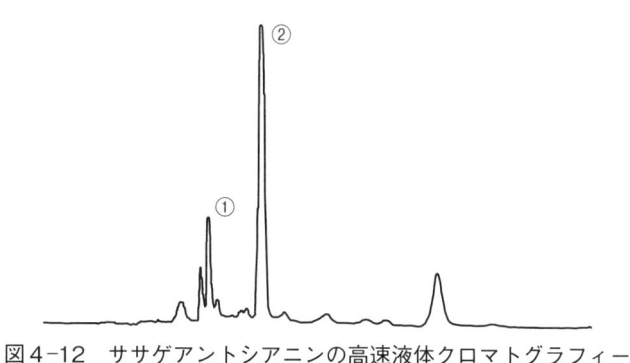

図4-12　ササゲアントシアニンの高速液体クロマトグラフィー
① デルフィニジン 3-グルコシド，② シアニジン 3-グルコシド

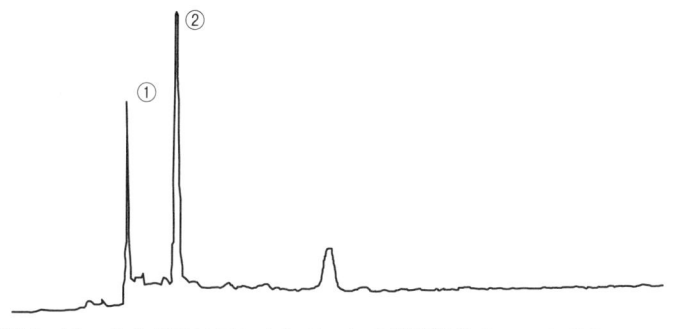

図4-13　ササゲ煮汁アントシアニンの高速液体クロマトグラフィー
① デルフィニジン 3-グルコシド，② シアニジン 3-グルコシド

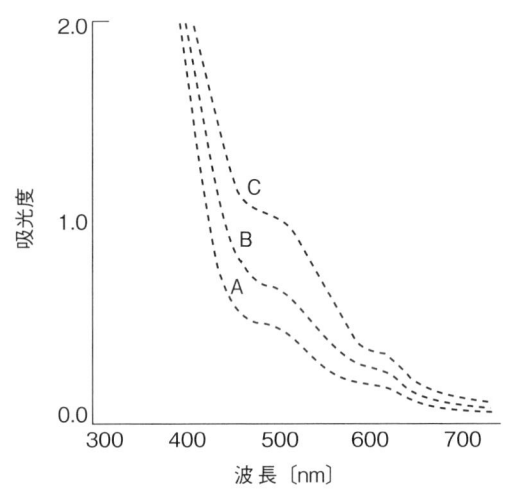

図4-14 ササゲ煮汁の可視スペクトル
沸騰　A：5分間，B：15分間，C：30分間

　アズキ，ササゲの煮汁は赤飯などの着色に用いられるが，煮汁中のアントシアニンは少ない。
　100℃，15分程度の加熱がアントシアニンの溶出が多く，煮汁100 mL中0.14 mg 程度で，30分加熱では0.12 mg と減少する。しかし，吸光度では加熱時間が長い方が，色調が赤みを帯び濃くなる傾向が見られている。アズキとササゲでは，ササゲの方が赤みが強く，赤飯でも顕著に色調が異なる（口絵4）。

（2）クロダイズ（英名：Black soybean，学名：*Glucine max* Merrill）
1）概　　要
　ダイズは，マメ科一年草で，中国原産とされる。日本では縄文時代にはすでに食用されていたようで，古事記の中にも記載が見られるなど古くから栽培されていた。ダイズは，畑の肉と呼ばれるようにタンパク質に富み，一般の豆類と異なり，デンプンをほとんど含まない。和食では，味噌やしょう油などの調味料や豆腐，湯葉などの加工品の原料として広く用いられている。
　クロダイズ（黒大豆）は大豆の変種であり，種皮が黒く着色している特徴が

あり，煮豆にされ正月のおせち料理に「黒豆」として用いられる。マメは「まめ」で健康であることを意味し，一年の無病息災を願うものとされる。「黒豆」は古くは「座禅豆」と呼ばれ，昔の料理書には「座禅豆」として記されている。クロダイズの煮豆を作るときに，鉄釘などを入れると黒色が鮮やかになるが，これはクロダイズのアントシアニンが鉄イオンと錯体を作り，安定な暗紫色を呈するためである。この黒豆の煮豆は江戸時代，江戸の料亭・八百善が考案したといわれており，正月料理（おせち料理）には欠かせないものとされる。

2）品　　種

クロダイズの代表的な品種として，江戸時代より栽培されている兵庫県篠山市付近で選抜育成された「丹波黒」がある。その他にも京都府京丹波町の「和知黒」，京都府亀岡市などの「紫ずきん」，岡山県勝英地域の「作州黒」，長野県の「信濃黒」，長野，北関東の「玉大黒」，東北地方の「雁喰（がんくい）」，北海道の「中生光黒」，「晩生光黒」，「いわいくろ」など多くの品種がある。

また，「鞍掛大豆」と呼ばれるアオダイズは，種皮の一部が黒く着色をしている。さらに「紅大豆」と呼ばれる種皮が赤茶色の品種が山形県などで伝統作物として生産されている。

3）アントシアニンの含量と組成

クロダイズの主要なアントシアニンは，シアニジン 3-グルコシドであり，デルフィニジン 3-グルコシドも含んでいる。色素は種皮に含まれていて，子葉にはほとんど含まれない。乾燥種子100 g 当たり，450 mg 程度のアントシア

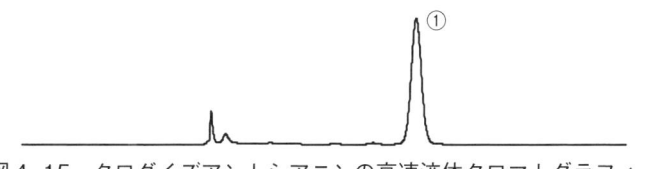

図4-15　クロダイズアントシアニンの高速液体クロマトグラフィー
①　シアニジン 3-グルコシド

ニンを含む。

（3）その他のマメ：インゲンマメ，ベニバナインゲン
1）概　　要
　インゲンマメ（英名：Kindney beans，学名：*Phaseolus vulagaris* L.）は，「菜豆」とも呼ばれ，非常に多くの種類がある。原産地は中南米で，日本には17世紀半ばに臨済正宗の高僧・隠元禅師が中国からもたらしたと伝わる。また，ベニバナインゲン（英名：Scarlet runner, flower bean，学名：*Phaseolus coccineus* L.）は，江戸時代末期に導入され，花が朱色できれいなため観賞用に栽培されていたものが，明治時代になって札幌農学校（現在の北海道大学）で食用として栽培されている。

2）品　　種
　インゲンマメは，種皮が着色している着色系品種と種皮が白い白色系品種に分けられる。着色系品種には単色と斑紋入りがあり，単色では金時豆が代表的で昭和初期に北海道十勝地方の幕別で見つけられた「大正金時」，それをもとに育種改良した「北海金時」，「福勝」などがある。斑紋入りは，普斑種と偏斑種に分けられ，普斑種にはうずら豆，偏斑種には虎豆がある。うずら豆では「福粒中長」が，虎豆では「福虎豆」などが代表的な品種である。その他，「紅絞り」，「貝豆」などの斑入り種もある。

　ベニバナインゲンは朱色の花を咲かす品種の種子は紫地に黒色の斑の入る「紫花豆」として流通している。白色花を咲かせる品種もあるが，この場合の種子色は白で，「白花豆」として販売されている。

　インゲンマメやベニバナインゲン以外にもアントシアニンを含んだ豆がいくつかあり，エンドウマメ（英名：Peas，学名：*Pisum sativum* L.）には「赤エンドウマメ」，「黒エンドウマメ」，ソラマメ（英名：Broad bean，学名：*Vicia faba* L.）には「黒ソラマメ」，ラッカセイ（英名：Peanut，学名：*Parachis hypogaea* L.），「黒ラッカセイ」などが栽培されている。

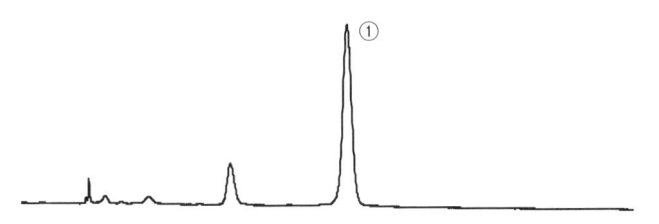

図4-16 インゲンマメ「大正金時」アントシアニンの高速液体クロマトグラフィー
① ペラルゴニジン 3-グルコシド

3) アントシアニンの含量と組成

インゲンマメやベニバナインゲンに含まれるアントシアニン含有量は，斑入りの状況など品種によってかなりの差があり，多いもので乾燥種子100g当たり，100mg程度である。

主要なアントシアニンは，ペラルゴニジン 3-グルコシド，シアニジン 3-グルコシド，デルフィニジン 3-グルコシドであり，品種によって組成が異なっている。

5. 穀　　　類

(1) 有色米（英名：Rice，赤米（学名：*Oryza sativa subsp-japonica*），黒米（学名：*O. sativa subsp-javanica*））

1) 概　　要

コメはイネの種子で，原産地は中国雲南付近とされている。日本には琉球諸島を経て九州に伝わるルートと長江河口地域から東シナ海を経て北部九州へ伝わるルートなどが考えられている。いずれにしても縄文時代晩期にはすでに稲作が行われていたことが明らかになっている。コメには，玄米の種皮が赤色～黒色を有する有色米品種がある。赤飯のルーツは柳田國男（民俗学者）によると赤米であるという。赤米は明治以降なくなりだしたが，今でも岡山県総社市の国司神社，対馬の多久頭魂神社，種子島の豊満神社は神社の神事用に赤米が栽培され続け守られている。黒米は，紫黒米，紫米とも呼ばれ中国では古くか

ら栽培されている。黒米は玄米の種皮部（ぬか層）にアントシアニンを含んでおり白米に混ぜて炊くだけで赤く染まり赤飯のようになる。この有色米は，野生種に近い形質を残したコメで古代米とも呼ばれている。1989（昭和64）年以降，多様な形質のコメに消費者の関心が高まり農林水産省においてプロジェクト研究「スーパーライス計画」により赤米と黒米の品種改良が行われ全国各地に栽培が広がっている。

2）品　　種

　a）赤米うるち種　　「ベニロマン」は「南海97号」に在来品種の「対馬赤米」を交配した育成品種で，赤色の色素が赤飯や赤酒などに利用できる。九州各地で栽培されている。その他，赤米うるち種には「紅更紗」，「紅衣」，「神丹穂」がある。

　b）赤米もち種　　「つくし赤もち」は「対馬赤米」と「サイワイモチ」を交配した改良品種で極晩生であり，濃い赤褐色をしている。そのほか「紅香」，「奥羽赤穂388号」がある。

　c）紫黒米うるち種　　「むらさきの舞」インドネシア共和国バリ島在来紫黒稲に「イシカリ」を交配して育成された。玄米は細長く暗紫色である。

　「ゆかりの舞」は，従来の「むらさきの舞」の草丈が長いものを短くし，収量が多く，粒も大きく，濃い黒紫色の玄米に改良された。アントシアニンが多く含まれている。赤酒や赤酢に利用されている。

　「おくのむらさき」は，紫黒米もち系統の「東北糯149号」と多収のうるち系統の「奥羽311号」を交配させた品種である。玄米表層は紫黒色を帯び，色素含量は「朝紫」より少ない。赤飯（混米），黒粥，だんご，寿司等の着色米飯や赤酒に利用されている。

　d）紫黒米もち種　　「朝紫」は，「タツミモチ」とバリ島の紫黒米品種「BP－1」をもとに，日本の改良品種をかけあわせて育成された。玄米表皮は濃い紫色でアントシアニン量が多い（口絵1参照）。

「さよむらさき」は，「東北もち149号」と「ハクトモチ」を交配し育成され，朝紫より濃く優れている。

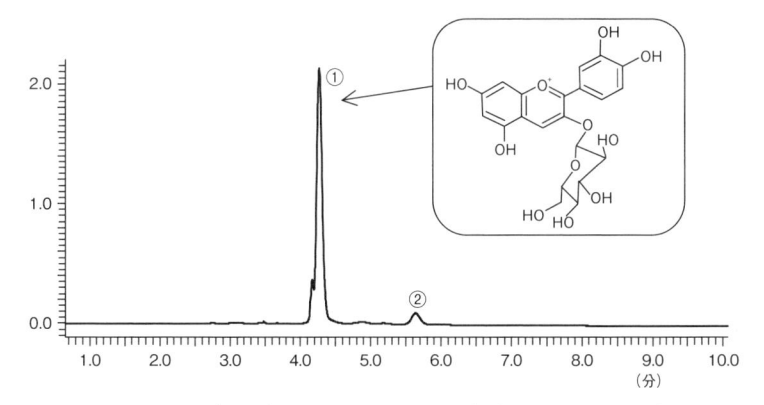

図4-17　紫黒米（朝紫）アントシアニンの高速液体クロマトグラフィー
① シアニジン 3-グルコシド
② ペオニジン 3-グルコシド

3）アントシアニンの含量と組成

紫黒米に含まれる総アントシアニン量は，試料間によりバラツキがあるが朝紫は1.4 mg/g（生重当たり）含まれ，主要なアントシアニンはシアニジン 3-グルコシド（図4-17）であり，全アントシアニンの89%を占めている。次いでペオニジン 3-グルコシドが9.3%である。そのほかのアントシアニンは2%以下である。他の紫黒米品種もアントシアニンの組成はほぼ同じである。赤米の総アントシアニン量は0.04 mg/gと非常に少なく紫黒米アントシアニン量の0.12%ほどである。ちなみに総フラボンおよびフラボノール，総カロテノイド，総γ-オリザノール（米胚芽や米ぬかに多いポリフェノールの一つ），フラバン-3-オール（カテキン類）が，いずれも紫黒米の方が赤米より多く含まれている。

（2）紫トウモロコシ（英名：Purple corn，学名 *Zea mays* L.）

1）概　　要

トウモロコシの祖先である野生種が見つかっていないため，原産地と起源が明確でなく，おそらく中南米付近であろうと推測されている。7000年前（紀元前5000年頃）に大規模に栽培されるようになったという歴史的な発見がある。

今ではアマゾンを除く南北アメリカ大陸の主要な農産物になっている。イタリヤの探検家クリストファー・コロンブスが15世紀末にアメリカ大陸からスペインに持ち帰り世界中に広まった。16世紀の初めにアジアに伝わり，日本へは1579（天正7）年にポルトガル人により長崎と四国に伝わっている。当時のトウモロコシはフリントコーン（硬粒種）であるという。明治初期に北海道の開拓に伴いアメリカからスイートコーン（甘味種）が導入され本格的に栽培が始まり本州全土に広まった。トウモロコシの種類は，デントコーン（馬歯種），フリントコーン，スイートコーン，ソフトコーン（軟粒種），ワキシーコーン（もち種）があるが，種子の色も白，黄，赤，黒，褐，緑，青など様々である。南米の山地で栽培されている紫トウモロコシは濃紫色をしており原種に近いとされ数千年前から原住民が食用に供している。ペルーでは，紫トウモロコシをマイス・モラード（黒いトウモロコシ）と呼び，チチャモラーダという赤色のジュースに加工されている。この飲料はマイス・モラードをリンゴやシナモンと一緒に1時間煮込むと鍋の中は濃い紫色になる。この煮出した液体を布で濾し，お好みで砂糖を加え，冷めたところでレモンを絞れば酸性で鮮やかな赤色となり冷やして飲まれている。

　紫トウモロコシアントシアニンは大腸がん抑制効果，肥満抑制効果，糖尿病抑制効果が報告されている。

2）品　　　種

　日本での紫トウモロコシの栽培は少なく，ワキシーコーン別名「もちとうもろこし」ともいい，在来種があり，白や黄色のほか黒や紫色がある。黒もちとうもろこしは黒粒でデンプンはもちのような粘りがある。

3）アントシアニンの含量と組成

　ペルー産の紫トウモロコシの種子と穂心（穂軸ともいう）は濃い紫色をしている。総アントシアニン量は種子が120 mg/100 g，穂芯が460 mg/100 gであり，穂芯は種子の約3.8倍も多く含まれている。種子と穂芯のアントシアニンは8種類含まれ（図4-18），主要なアントシアニンはシアニジン 3-グルコシドで種子に57.9％，穂芯に41.7％の割合で含まれている（表4-3）。次いでペ

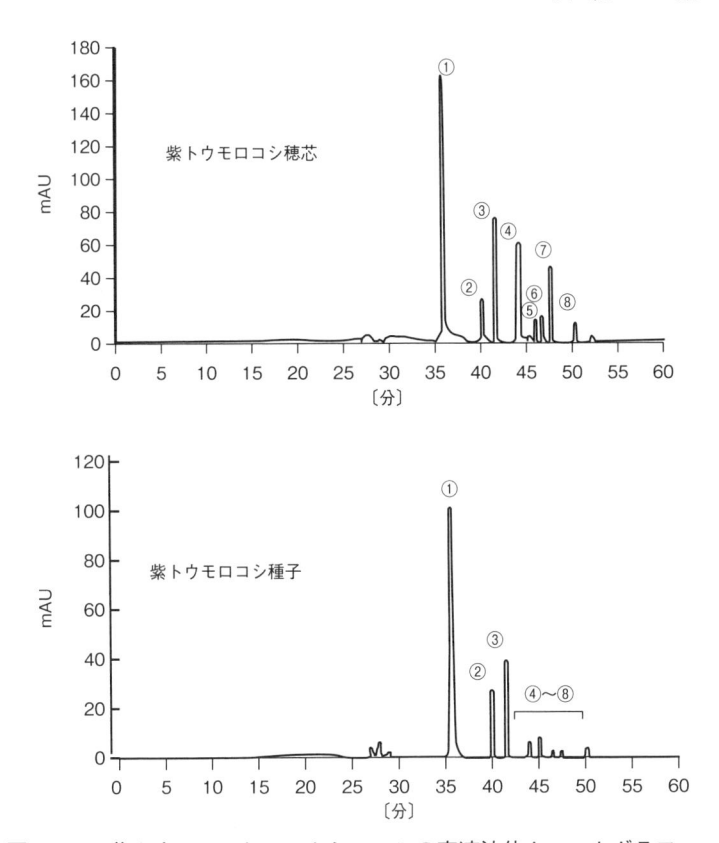

図4-18 紫トウモロコシアントシアニンの高速液体クロマトグラフィー
① シアニジン 3-グルコシド, ② ペラルゴニジン 3-グルコシド, ③ ペオニジン 3-グルコシド, ④ シアニジン 3-マロニルグルコシド, ⑤ 不明, ⑥ ペラルゴニジン 3-マロニルグルコシド, ⑦ ペオニジン 3-マロニルグルコシド, ⑧ シアニジン 3-ジマロニルグルコシド

オニジン 3-グルコシド, シアニジン 3-マロニルグルコシドである（図4-18）。紫トウモロコシのポリフェノール量は種子が119 mg/100 gであるが，穂芯には1,247 mg/100 g含まれ種子の約10倍も含まれている。ビタミンCも穂芯に多く種子の約7倍である。

4）利　　用

　日本ではムラサキトウモロコシ色素が漬物類や菓子類に着色料として幅広く用いられているが，ムラサキサツマイモ色素やアカキャベツ色素に比較し安定

表4-3 紫トウモロコシアントシアニンの組成比

アントシアニン			組成比（%）	
			種子	穂芯
非アシル化アントシアニン	①	シアニジン 3-グルコシド	57.9	41.7
	②	ペラルゴニジン 3-グルコシド	11.1	6.6
	③	ペオニジン 3-グルコシド	16.4	17.4
アシル化アントシアニン	④	シアニジン 3-マロニルグルコシド	5.7	15.4
	⑤	不明	4.8	4.5
	⑥	ペラルゴニジン 3-マロニルグルコシド	2.1	5.0
	⑦	ペオニジン 3-マロニルグルコシド	1.0	7.3
	⑧	シアニジン 3-ジマロニルグルコシド	1.0	2.1

性が劣る。着色料として市場規模での国内需要量は55トン／年（2010年）である。また、トウモロコシの穂芯は、サイレージ化し濃厚飼料として生産利用する方法の開発が進められている。紫トウモロコシ穂芯は、アントシアニンやポリフェノール含量が種子より多く、今後、色素の利用として期待ができる。

6．ハイビスカスなどの食用花

(1) 概　　要

　最近、花を使った料理、加工品などをよく見かけるようになってきている。花は色彩に富み、誰しもがこの色を食に取り入れてみたいと一度は思うのではないだろうか。四季がありそれぞれの季節に合う花々が咲き誇るわが国は、古来から花を愛でる習慣がある。「万葉集」には花を詠んだ歌が多く、桜や梅、萩などの代表的な花だけではなく、卯の花、おみなえし、百合、山吹、綿など数知れない。花を使った食べ物は昔より多く作られていて、江戸時代の料理書には「菊花の酒」やぼたん、しゃくやく、くちなし、菊、ふきのとうなどの花を用いた料理も数多く載せられている。現代では、エディブルフラワーとして、バラの花や桜の花、ぼたんの花、ランの花などを使ったジャムなどの加工食品があり、広がりを見せている。

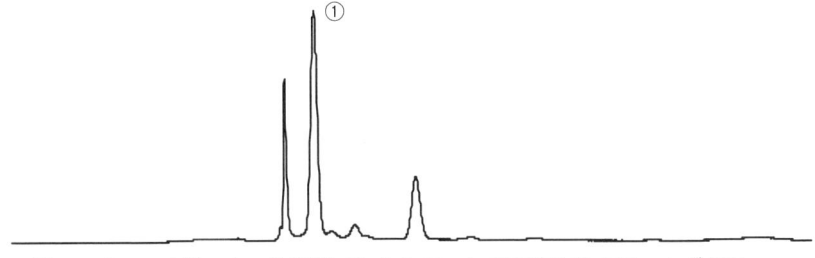

図4-19 ハイビスカス乾燥萼アントシアニンの高速液体クロマトグラフィー
① シアニジン 3-キシロシルグルコシド

(2) 花の種類とアントシアニン

　ハーブティーなどに利用されているハイビスカスは *Hibiscus sabdariffa* L. var. *sabdariffa* の萼(がく)を乾燥させたものである。本種は観賞用のハイビスカス (*H. rosa-sinensis* L.) の近縁種である。主要なアントシアニンはシアニジン 3-サンブビオシド（キシロシルグルコシド）である。

　キンギョソウ（*Antirrhinum majus*）では，シアニジン 3-グルコシド，シアニジン 3-ルチノシド，ペラルゴニジン 3-グルコシド，ペラルゴニジン 3-ルチノシドなどである。タイで食品に用いられるアンチャン（ハーブティーバタフライピー）は，マメ科のチョウマメの花で，テルナチンという安定なアントシアニンが含まれる。

第5章　アントシアニンと調理

1. 赤　飯

(1) 概　要

　赤飯はアズキまたはササゲと，その煮汁を糯米にまぜて蒸籠で蒸した強飯の一種で煮汁で赤く着色させたご飯である。アズキやササゲを用いるのが一般的であるが，地域によっては甘く煮た金時豆，クロダイズ，アズキ甘納豆を使用した赤飯も作られている。

　アズキの表皮は，ササゲより薄いため煮たり蒸したりすると表皮が破れやすく，「切腹」を連想させることから，関東の武家社会では煮ても腹割れしないササゲを用いる場合が多かった。赤飯は慶事や祭事には欠かすことのできないものとなっているが，地域によっては葬儀にも赤飯を食べる風習がある。これには，赤い色が病や災厄を払う力があるといったことや，天寿を全うした故人の人生をお祝いするといった意味が込められている。一般には，赤飯は凶事を含めハレの（非日常）日の特別な食べ物である。

　赤飯の由来は，古代米の一つ赤米を蒸したものであった。縄文時代に最初に中国から渡来した赤米（インディカ種）で炊くと赤飯の色になったことに始まる。しかし，わが国からほとんど消えたと思われた赤米が，いまでも西日本の3か所の神社では赤米神事が伝えられ，赤米飯は古来より特別な儀礼食や神饌としての役割を果たしてきたといえる。その中の神社の一つ長崎県対馬の多久頭魂神社では，宮中祭祀・新嘗祭の原型ともされる赤米神事が行われている。しかし，赤米は生産性に劣るため，味がよく，収量の安定した白米の普及に伴い赤米が衰退していったという。

　古代より人々は，赤い色を神聖なものとし，アズキの赤い色は特別な信仰が

あったと考えられる。1802（享和2）年の「名飯部類」では，「蒸す」赤飯と「炊く」アズキ飯を明確に区別している。

（2）赤飯の作り方

　　材料　・糯米…500 g　　・アズキ…50 g　　・塩…3 g

① アズキは洗って鍋に入れ，かぶるくらいの水を加え，中火にかける。沸騰したらザルにあけ，ゆで汁を捨てる。この操作を「渋切り」という。この渋切りは，タンニンやサポニンなどの渋味成分を取り除くために行う。

② 新しい水5カップとアズキを鍋に入れ，再び中火にかける。沸騰したらアズキが割れないように，表面が静かに煮立つ程度の弱火にし，15～20分間やや硬めにゆで上げる。

③ ザルを使いアズキとゆで汁に分ける。アズキは乾燥しないように濡れ布巾をかけ，冷めたらラップをし冷蔵庫に入れておく。ゆで汁は冷ましておく。

④ 糯米は水が濁らなくなるまで洗い，ザルにあげ水気を切る。③のゆで汁に一晩浸しておく。

⑤ ④の糯米をザルにあけ，ゆで汁と分ける。ゆで汁は100 mLを量りとり，塩を加えてよく混ぜておく。糯米は濡れ布巾を敷いた蒸し器または蒸籠に入れ，蒸気の周りをよくするために中央を窪ませてドーナツ状にし，上も濡れ布巾で覆う。蒸気の上がった蒸し器にセットし，強火で20分間蒸す。

⑥ ⑤の糯米をすべて取り出し，あらかじめ塩を溶かしておいたゆで汁と③のアズキを加え混ぜ合わせる。再び濡れ布巾を敷いた蒸し器に入れ，同じように強火で20分間蒸す。

（3）プロアントシアニジンの変化

　加熱処理に使用される鉄鍋は，アズキまたはササゲの色調に影響を与える。これは，溶出した鉄イオンがアズキまたはササゲのポリフェノール類と化合し暗赤色となり，赤飯の色調を得るために使用されることが多い。

　アズキやササゲにはアントシアニンが，乾燥種子100 g当たり0.2～0.3 mgと，

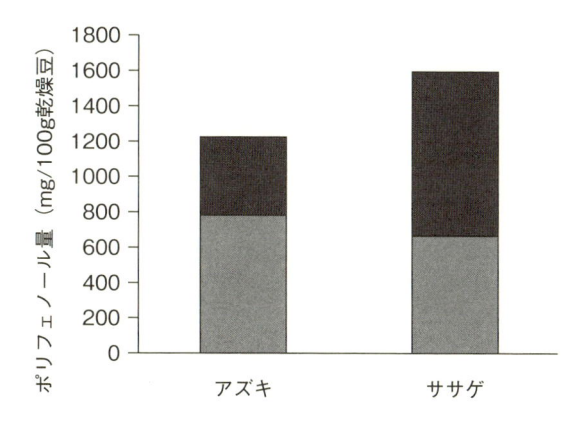

図5-1　アズキとササゲのポリフェノール
津久井亜紀夫ほか：日本食生活学会第44回大会

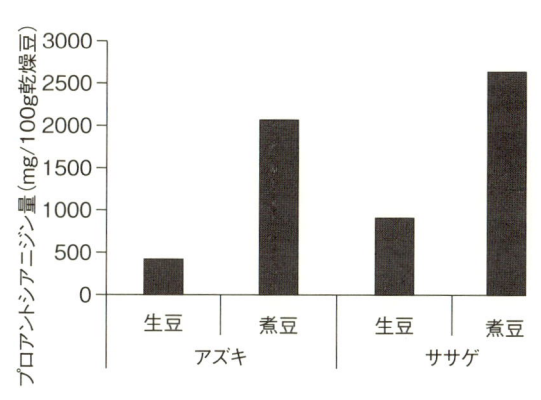

図5-2　煮る前と後のアズキとササゲのプロアントシアニジン量の変化
津久井亜紀夫ほか：日本食生活学会第44回大会

ほんの少量しか含まれていないが，ポリフェノール量はアズキが1,222 mg，ササゲが1,600 mgと非常に多く含まれている。そのうちプロアントシアニジン量はアズキが430 mg，ササゲが730 mgで比較的多く含まれる。それぞれの乾燥種子（生豆）を煮豆にすると，プロアントシアニジン量はアズキが2,090 mg，ササゲは2,650 mgと増加している。赤飯の色調は，アントシアニンよりも加熱によって増加したプロアントシアニジンの色調によるところが大きい。アズ

キよりササゲを用いた場合の方が赤飯の色調は強くなる。

プロアントシアニジンの機能性については，抗酸化作用，発がんプロモーション抑制作用，抗菌・抗ウイルス作用，大腸菌付着阻止効果などが報告されている。

2．クロダイズの煮豆

（1）概要と製造原理

クロダイズの煮豆は「黒豆」として，お正月のおせち料理には必ず用いられる料理である。「まめに働く」にかけて，苦労をいとわず物事に励み，健康であることを意味しているとされる。古くは「座禅豆」と呼ばれ，僧侶が座禅の時に小便を少なくするために食したといわれている。座禅豆はクロダイズをしょう油で煮しめたものと，砂糖で煮しめものの二通りあったといわれる。江戸時代中期頃からは店で売られるようになり，当時はかんぴょう，ぎんなん，小梅なども入れていたようである。現在ではクロダイズと調味料のみで，表皮にしわが寄らないようにふっくらと柔らかく煮るのが一般的だが，地域によっては長寿を祝う意味でわざわざしわをつくり，硬めに煮るところもある。

乾燥したクロダイズを少量の重曹を加えた水で一晩戻し，柔らかくなるまで煮た後，砂糖を加えていく方法と，沸騰した水に調味料を加え加熱し，その中へ乾燥クロダイズを浸し戻してから煮る方法がある。煮汁に使用する砂糖は乾燥クロダイズの重量に対し，8割から同量使用する。鉄鍋を用いたり，鉄釘や漬物用の鉄材を入れると黒色が鮮やかになる。

（2）黒豆の作り方

材料　・乾燥クロダイズ…200 g　　・水…6カップ　　・砂糖…200 g
　　　・しょう油…小さじ1　　・鉄釘…10本くらい（または漬物用の鉄材）

① クロダイズは水で優しく洗い，水気を切っておく。鉄釘は洗ってガーゼやさらしの袋に入れておく。

② 鍋に分量の水を入れ強火にかけ沸騰させる。砂糖と①で準備した釘を入れ，火を止める。
③ 煮汁が熱いうちにクロダイズを入れ，4～5時間浸す。
④ 中火にかけ，煮立ったらアクをすくい取り，差し水100 mLを加える。再び煮立ったらもう一度差し水100 mLを加える。この間，アクをしっかりと取る。
⑤ 落し蓋をし，さらに鍋の蓋をしてごく弱火で4～5時間煮る。豆が煮汁から顔を出さないように注意をし，煮汁が減ったときは差し水をして調整する。
⑥ 豆が十分柔らかくなったところでしょう油を加え，火を消す。鉄釘は入れたまま，落し蓋と鍋の蓋をし，一日置き味を含ませる。

(3) アントシアニンの変化と安定性

　クロダイズを煮るときに鉄鍋などを用いるのは，熱に弱く退色しやすいクロダイズのアントシアニンが鉄イオンと錯体を作り，安定な暗紫色を呈するためである。「黒豆」は字のごとく黒く煮たものが好まれる。鉄材を加えたものと，加えないものの2種類を作り煮汁の比較をした場合，鉄材ありではより「黒」に近く，鉄材なしでは赤味度と黄味度が増加しており，やや茶に近い色調である。$L^*a^*b^*$表色系の比較では，鉄入りが$L^*=4.38$，$a^*=-10.09$，$b^*=-2.52$であり，入れない場合は$L^*=12.33$，$a^*=3.46$，$b^*=16.21$である。鉄入りは，明度が非常に低く，赤み，青みも抑えられている。黒豆での違いもはっきりとしていて，鉄材なしでは「エビ茶」に近いものであるが（口絵4），鉄材ありでは「漆黒」に近く（口絵4），非常に黒いことが明らかである。これは肉眼でも明らかに異なっていることがわかる。
　鉄以外の色留めに効果があるものとして，砂糖と食塩があげられる。砂糖は「黒豆」を作る際に使われる調味料であり，砂糖の添加により豆表面の黒色保持に効果がある。食塩では，豆浸漬水に対し2％の食塩を加え，鉄材とともに煮ることにより，食塩を添加しない場合よりも黒色保持に効果がある。これは，

砂糖の保水性，塩はコピグメント効果だけでなく，水分活性値にも影響していると思われる。このことは，「黒豆」以外の料理を作る際の色留め効果として期待ができる。

3．サラダなどその他の調理

(1) 概要と製造原理

　サラダに使われるアントシアニンを含んだ野菜には，赤タマネギ，赤キャベツ，赤ダイコンなどがあげられる。これらは一般的に生食としてサラダに使用されることが多い。また，加熱調理操作がないため色素の退色は少ない。しかし，ポリフェノールオキシダーゼを含む野菜を使用する場合は，酵素による変色を防ぐために，ブランチング（茹でる・蒸すなどの熱処理）することで色を美しく保つことができる。サラダに使用するドレッシングには，酢と油を使用することが多く，酢はpHを下げることにより，油は疎水状態にするためフラビリウムイオンを保護し発色が良くなり，酢と油の両方から色の安定化を得ることができる。この作用を利用したものに，赤や紫の有色ジャガイモを使用したサラダがある（口絵3）。ジャガイモは加熱調理を必要とするため，有色ジャガイモを湯通しする際に，酢やレモン果汁を加えることにより発色が良くなり，また，ドレッシングと和えることにより，色が安定化する。その他，有色ジャガイモを用いた料理に，ヴィシソワーズがある（口絵3）。ヴィシソワーズはフランス料理の一つで，ジャガイモとポロねぎのピュレに生クリームを加えた冷製ポタージュである。1920年代にフランス人のルイ・ディアが考案したもので，ジャガイモをベースにタマネギやその他野菜のピュレを加えた冷製ポタージュもヴィシソワーズと呼ぶことがある。赤や紫の有色ジャガイモを薄くスライスし，バターで炒め，ピュレ状にした後，牛乳と生クリームを加える。バターで炒めること，冷やすことにより，発色が良くなる。また，油を用いたフライ調理では，赤〜紫色が鮮明に残り，品温にかかわらず色鮮やかな調理品を得ることができる（口絵3）。

（2）作り方（4～5人分）

1）カラフルポテトの千切りサラダ

材料　・ジャガイモ（紫色，赤色のものなど）…3個　・ダイコン…100 g
　　　・ブロッコリースプラウトなど…1/2パック
　　　・フレンチドレッシング…適量

① ジャガイモ，ダイコンは皮を剥き，千切りにする。
② 鍋にたっぷりの湯を沸かし，そこへ酢を入れ（水1Lに対し酢大さじ1），ジャガイモを歯ごたえが残る程度に茹でる（再沸騰する程度）。ザルにあけ，水気をしっかりと切っておく。
③ ボウルにジャガイモ，ダイコン，スプラウトを入れ，ドレッシングで和える。

2）カラフルポテトのヴィシソワーズ

材料　・ジャガイモ…中2個　・タマネギ…1/2個　・バター…20 g
　　　・水…500 mL　・コンソメ…1個　・牛乳…300 mL
　　　・生クリーム…70 mL　・塩…適量　・こしょう…適量

① ジャガイモは皮を剥き，薄切りにする。タマネギは薄くスライスする。
② 鍋にバター，ジャガイモとタマネギを入れ，焦げないように炒める。全体にバターがなじんだら，水，コンソメを加え，蓋をしてジャガイモに完全に火が通るまで煮込む。
③ 滑らかになるまでミキサーにかけ，濾す。
④ 牛乳を加え，塩，こしょうで調味し，沸騰直前まで火にかける。
⑤ 冷めたら，仕上げに生クリームを加え混ぜ，冷やす。

（3）アントシアニンの変化と安定性

　赤や紫の有色ジャガイモは，同じいも類の紫サツマイモの色素と比べ，安定性が悪く，調理や加工で退色しやすい特徴を持つ。これは，主要アントシアニンの色素数が紫サツマイモと比べ少ないためである。pHが低いほど色が鮮やかになり，油を用いた調理操作では，疎水状態で色が安定する。また，牛乳や

生クリームを用いると淡い色調になるとともに，安定性も保たれる。放冷すると色調が戻る特徴から，製品の温度を低く保つとより色が鮮やかになる。しかし，pHが高くなるにつれて色調が青みがかり，発色も悪く鮮やかさがなくなる。pHをアルカリ側に傾ける食品として，重曹や卵白などがある。それらを含む食品と接するだけで変色をするため，注意が必要であるが，一方で変わった色の調理品を得ることもできる。

第6章　アントシアニンと加工・貯蔵

1. 漬物類

(1) 梅漬けと梅干し

1) 概　要

　ウメ（英名 Ume，学名 *Prunus mume siebet* Tucc）は，バラ科サクラ属の落葉喬木で，中国の長江中流（湖北省）が原産地とされている。日本への伝来は1500年前に梅の実を燻製にした「烏梅」が持ち込まれ，食薬として珍重された。日本では「古事記」や「万葉集」にウメの詩歌が残されていることから古くから栽培されていたのであろう。実際にウメが本格的に栽培されたのは明治末期から大正初期にかけてからである。

　ウメの実を塩漬けにしたものを梅漬けといい，塩もみシソで漬け込む。この梅漬けを「土用干し」と称し，3日ほど日干しにすると塩分約20％の保存性に優れた「梅干し」ができる。この土用干しした梅干しを本漬けにしたのが伝統的な梅干しである。ウメには有機酸が5～6％含まれ，糖分は少なく約0.8％である。有機酸組成は幼果ではリンゴ酸が主に含まれるが，成熟するにつれてクエン酸が著しく多くなる。この有機酸と食塩により保存力が高まる。さらにシソの芳香と色素を利用した加工食品である。

　最近では高塩分で漬けた原料ウメを脱塩後，減塩調味液仕上げとする梅漬け製造法が主流となっているが，昔ながらの家庭で作られる梅漬けおよび梅干しは，原料由来の独特の風味を有している。

2) 梅漬け・梅干しの作り方

　ウメ（紀州産，古城）に食塩（ウメ重量の18％）で20日間塩漬けする。シソ葉（京都産，ちりめんシソ）に食塩（シソ重量の3～5％）をふりかけてよく手

でもみ，強くしぼりアク（黒い液）を取る。ウメ酢液（塩漬けで得られた液）を加えてシソ葉から色素をもみ出す。赤く染まったウメ酢を戻し，シソ葉を広げてウメの上にならべ，重石して60日間漬ける。この間にシソの色と香りがウメに付く。梅雨が明け晴天が続くようになったら，土用干し（7月末から8月初め）を行う。盆ザルなどにウメとシソを並べ日光に当てて干す，時々，裏表を替えながら3日3晩乾燥させる。元の容器に戻し20日程度漬け，赤ウメ酢と分け製品とする。

3）アントシアニンの変化と安定性

　試料A（ウメ酢アントシアニン液）は紀州産の青ウメ（品種：古城）を20日間塩漬けして得られたウメ酢液（pH 2.2, 食塩量18%）に，シソアントシアニン粉末（0.2 mg/mL）を加えたもの。

　試料B（食塩添加アントシアニン緩衝液）はマッキルベイン緩衝液（pH 2.2, 食塩量18%）にシソアントシアニン粉末（0.2 mg/mL）を加えたもの。

　試料C（食塩無添加アントシアニン緩衝液）はマッキルベイン緩衝液（pH 2.2）にシソアントシアニン粉末（0.2 mg/mL）を加えたもの

　試料D（アク抜き赤紫色素液）は新鮮なシソ葉を5%食塩でもみ黒紫色のアクを取り除く。このアク抜きシソ葉にウメ酢液を加えて再度もみ，得られた濃い赤紫色ウメ酢液は濃いので，無着色のウメ酢液で希釈して525 nmにおける吸光度を試料Aの吸光度に調整したもの。

　試料A，B，C，Dの貯蔵前の吸光度（525 nm）を100とし貯蔵後1日，5日，10日，30日，60日の相対的吸光度と褐変度を測定（図6-1）した。試料Bは貯蔵60日まで吸光度の減少がなく安定しているが，試料Cは貯蔵20日目から吸光度が急激に減少し不安定になる。これは試料Bが高濃度の食塩によりシソアントシアニンを安定化していることを示唆している。試料Aは試料Dより30日まで安定であるが，試料Aと同じ食塩濃度である試料Bに比べ非常に不安定である。また，試料Bは貯蔵60日間において褐変度に変化が認められないが，試料Aのウメ酢液中では貯蔵日数の経過に伴い褐変度の増加が著しい。この褐変がシソアントシアニンを不安定にしている要因である。

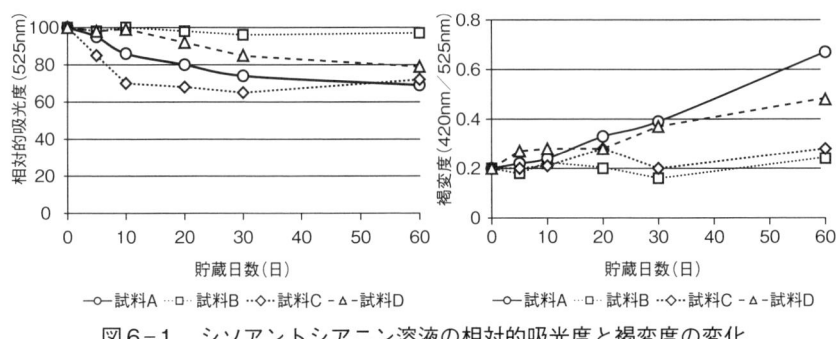

図6-1　シソアントシアニン溶液の相対的吸光度と褐変度の変化
試料A：ウメ酢アントシアニン液（〇），試料B：食塩添加アントシアニン緩衝液（□）
試料C：食塩無添加アントシアニン緩衝液（◇），試料D：アク抜き赤紫色素液（△）

　さらに，試料A，B，C，Dの貯蔵日数中の5種類の主要アントシアニンの変化（図6-2）について調べると，試料Aではシアニンとシソニン（シス型）の量に変化は見られないが，シソニン（トランス型）とマロニルシソニン（トランス型）の量は日数の経過に伴い減少している。試料Dではマロニルシソニン（シス型，トランス型）は貯蔵日数の経過に伴い減少しているが，シソニン（シス型，トランス型）とシアニンは増加傾向を示している。試料Bではマロニルシソニン（シス型，トランス型）は貯蔵日数の経過に伴いわずかに減少傾向を示しているものの，シアニン，シソニン（シス型，トランス型）は貯蔵中増加傾向を示し安定である。この増加はマロニルシソニンの分解により増加していると考えている。また，試料Cでは，シアニン，シソニン（シス型，トランス型），マロニルシソニン（シス型，トランス型）のいずれのアントシアニンも貯蔵日数の経過により減少し不安定であった。
　以上のことから，シソアントシアニン液は食塩により安定になるが，ウメから得られたウメ酢液は貯蔵中褐変が進み，この褐変がシソアントシアニンの不安定化を助長していることがわかる。しかし，シソ葉で着色したウメ酢液は，シソ葉中のロスマリン酸あるいはフラボン類のコピグメント化合物の芳香環とシソアントシアニンのアントシアニジン環の面と面で重なり合い強い疎水的作用により水和を防止して安定となるコピグメンテーションによる会合であると

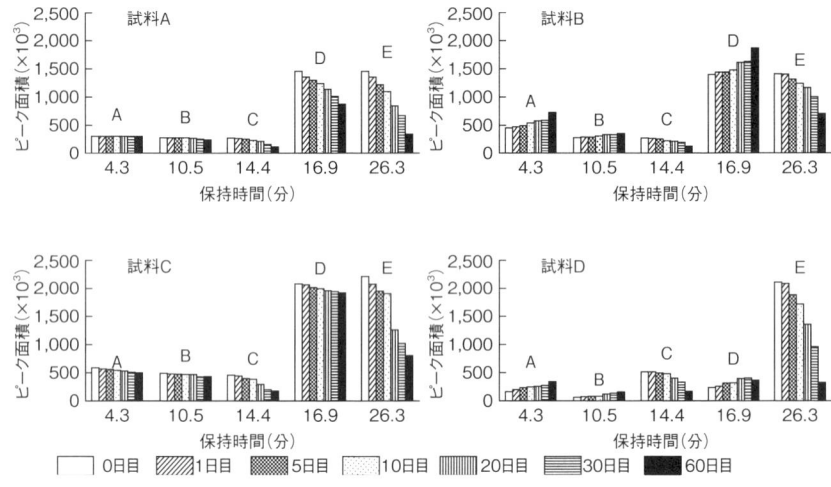

110　第6章　アントシアニンと加工・貯蔵

図6-2　シソアントシアニン色素溶液に及ぼす貯蔵中の影響
試料A：ウメ酢アントシアニン液，試料B：食塩添加アントシアニン緩衝液
試料C：食塩無添加アントシアニン緩衝液，試料D：アク抜き赤紫色素液
A：シアニン，B：シソニン（シス型），C：マロニルシソニン（シス型），D：シソニン（トランス型），E：マロニルシソニン（トランス型）

考える。

　梅干しは，保存性に優れている。しかし，天日で3日3晩晒されたアントシアニンの安定性を調べてみるとシアニン，シソニン（シス型，トランス型），マロニルシソニン（シス型，トランス型）とも減少している。特にトランス型のシソニンやマロニルシソニンは非常に分解が進んでいる（図6-3）。

(2) しば漬け

1) 概　　要

　市販のしば漬けには，調味しば漬けと生しば漬けがある。一般にはナス，キュウリ，ミョウガ，シソなどに調味料や香りづけした調味しば漬けが多く出回っているが，生しば漬けはナス，シソ葉，塩だけを用いて漬けられ，ナスの歯触り，シソ葉の香り，ナスやシソによる赤紫色，さっぱりした酸味が引き出されている京都大原名産の本格的な伝統発酵食品である。生しば漬けの由来は古く，平安時代末期の源平合戦の頃にさかのぼるとされている。1185（文治元）

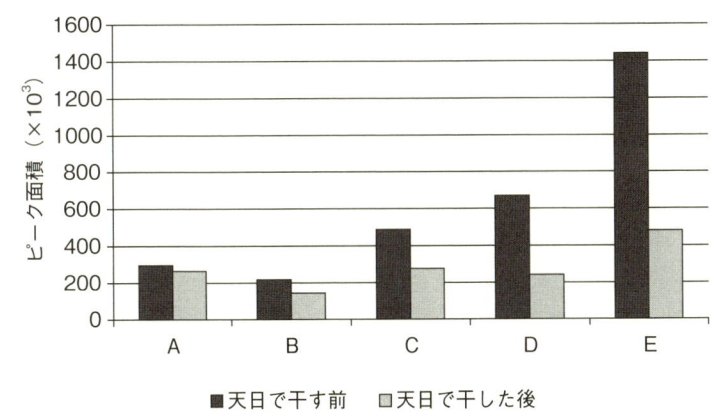

図6-3 梅漬けシソアントシアニンに及ぼす土用干しの影響
土用干しは天日で3日3晩干す。A～Eは図6-2と同一の物質を示す。

年戦いに敗れた平治一門は，幼い安徳帝を抱いて壇ノ浦に没した。安徳帝の生母・建礼門院徳子（平清盛の娘）は壇ノ浦に入水したが源義経に救われ，大原寂光院に閉居させられた。この建礼門院を慰めるために村人がシソとナスを塩漬けにし，献上したのがしば漬けの始まりとされている。しば漬けの名の由来は，大原女が頭にのせる「柴」にちなんだものとされる。

2）生しば漬けの漬け方

厚さ1cmにスライスしたナスにシソ葉（ナスの重量に対し3.75％）と食塩（ナスとシソの重量に対し7～8％）を直ちに加え容器中で均一に混合し，押し蓋と重石をして2時間以上放置させると40～50％の漬け液が流出する。アク抜き，脱水，脱気の終了した原料は別の容器に詰め替え，容器の底と上部全体をシソで覆い食塩を振って落とし蓋をして熟成させる。熟成中乳酸発酵が進み乳酸が生成され20日前後で食べられるようになる。このように漬けたしば漬けはそのままにしておけば1年ぐらい保存が可能である。

3）生しば漬け熟成中のアントシアニンの変化と安定性

漬け液を取り除いたしば漬け原料は別の容器に詰め替え50日間熟成させる。その間，しば漬けの色調は濃紫色をしており安定となっている。これはナスとシソのアントシアニンが熟成中分子会合が行われるためであり，さらに生成し

第6章 アントシアニンと加工・貯蔵

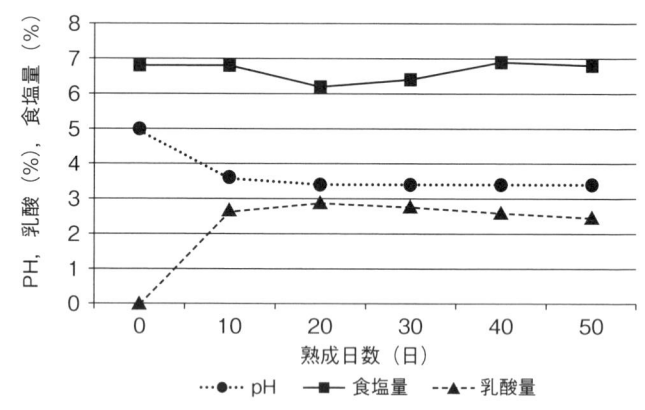

図6-4 しば漬け熟成中のpH, 乳酸量および食塩量
Shinagawa H. et al : J Home Ecom Jpn 1997 : 48(12) : 1071-1076.

た乳酸と食塩が安定性を助長している。

生しば漬けに生育する主要な乳酸菌はホモ発酵型の *Lactobacillus plantarum* である。初発pHは5.0付近であるが，乳酸発酵が活発になり熟成10日目までにpHは低下し，20日目にはpH 3.4と最も低くなる。そのときの乳酸量は約2.1%である。その後50日まではpHと乳酸量は変わらずほとんど一定である。食塩は熟成中約7%でほぼ一定している（図6-4）。

熟成前0日目は発酵が行われず乳酸生成がないためしば漬けの色調は黄色であり，この黄色色素成分はフェノール様の性質を有している。乳酸発酵が進行し10日目にはアントシアニンが検出され，その相対的吸光度は20日目に20.6%と最も多く赤紫色が濃くなる。そのときのアントシアニンの組成比はナスニン（デルフィニジン 3-パラクマロイルグルコシド-5-グルコシド）が10.8%（全アントシアニン中約50%）と最も多く，しば漬けの主要アントシアニンである（図6-5）。

ナスニンはナスアントシアニンの94%占めている。ナスにはクロロゲン酸が含まれ，切断面が空気に晒されるとポリフェノールオキシダーゼが関与して容易に酸化されメラニンが生成し褐変する。この褐変によりナスニンが容易に退色される。しかし，しば漬け熟成中は，乳酸発酵によるpH低下と食塩の作用

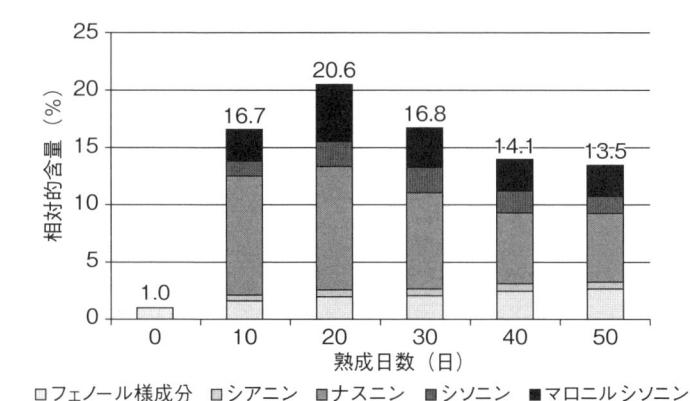

図6-5 しば漬け熟成中のアントシアニンの相対的含有量
Shinagawa H. et al：J Home Ecom Jpn 1997；48(12)；1071-1076

によりナスの褐変が抑えられる。さらに，ナスニンとシソニン，それにマロニルシソニンが共存することで，アントシアニンのアントシアニジン（アグリコン）の芳香環同士が疎水的相互作用により自己会合が起こり安定になる。また，シソ葉に含まれるフラボンやロスマリン酸などのコピグメント化合物とアントシアニンの異分子間会合により安定化し，深色効果も重なりしば漬けの色調を保っている。ナスの塩漬けはミョウバンを添加して，その錯塩効果により色調を安定に保つが，しば漬けは錯塩の効果ではなく，アントシアニンの自己会合が安定性に関与している。

(3) ナス漬け

ナスの果皮は，光沢のある紫黒色で，ナスニンを主体としたアントシアニンである。このナスニンは，果肉内にあるクロロゲン酸が酵素ポリフェノールオキシダーゼにより酸化し，薄い塩漬けだけで容易に変色する。そのため昔からナス漬けに古釘や焼ミョウバンを添加して，ナス漬けを鮮やかな青色に安定させることが行われている。これは鉄イオンやアルミニウムイオンがナスニンと結合して安定な錯体を生成するためである。

ナス漬けの代表的なものに，「民田ナスの塩漬け」がある。山形県鶴岡市民

表6-1　ナスのアントシアニンの安定化に影響する食塩添加

食塩濃度	吸光度（添加/無添加）	λ_{vismax} nm
0%	1.00	535
1%	1.43	535
3%	2.15	535
5%	3.00	535
7%	3.86	535
9%	5.58	535

0.2 mg/mL アントシアニン，pH 3.5

田地区でとれるナスを使うことから名付けられたもので、丸い小さなナス塩漬けとして有名である。ナスを水洗した後、塩とミョウバンでよくもみ、漬け込むことで塩とミョウバンの効果で発色、安定性とも向上しているものと思われる。その他、カラシ漬け、麹漬けなどもあるが、すべて塩を用いている。漬物には塩を用いるのが一般的であるが、ナスのアントシアニンに、塩を加えると高い濃色効果が得られる。この効果はアントシアニンの中でも、紫ジャガイモアントシアニンとともに高い。

(4) すんき漬け

カブは、三国志の蜀（四川省の別称）の軍師・諸葛亮孔明が軍営でカブを作らせた故事から諸葛菜とも呼ばれ、古来から作付けされる野菜の一つである。わが国では「日本書紀」や「正倉院文書」に記載が見られ、日本の各地には地域独特なカブが栽培されている。赤カブのアントシアニンは、pH 3の酸性溶液での色調で紅色系、橙色系、紅橙色系の3タイプがあり、日野菜カブのように和種系品種は、オレンジ色の強いものが多く、温海カブのように洋種系品種は、赤系の強いものが多い。洋種系種子であるが葉に毛が少なく中間系と考えられている飛騨紅カブは、紅橙色の色調を示している。御嶽山山麓の木曽地方には、「すんき」の原料となる紫紅色の王滝カブや開田カブなどの独特なカブが栽培されている。これらのカブには約1 mg/gのアントシアニンが含まれている。「すんき」に用いられる王滝カブ、開田カブとも同じ色素構成を

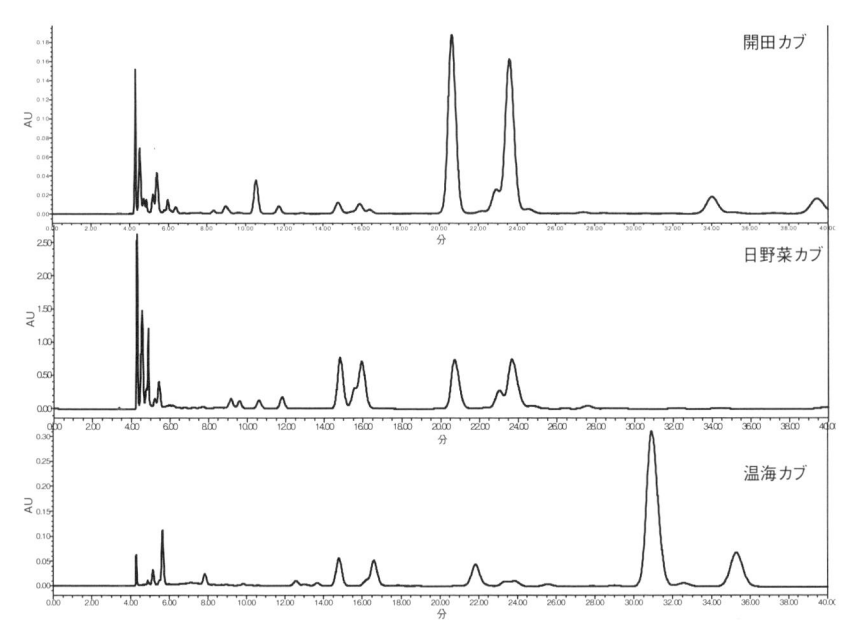

図6-6　カブ類アントシアニンの高速液体クロマトグラフィー

示し，温海カブのアントシアニンより日野菜カブのアントシアニンに近い。ジャガイモなどでは，アントシアニンの構成を調べることで類縁性の判定が可能であり，品種の来歴を推定する手がかりとなる。

　「すんき」中での色素も，王滝カブや開田カブのアントシアニンとほぼ同じであり，よくできたとされる「すんき」ではアントシアニンが0.1～0.3 mg/g程度含まれている。

(5) 赤キャベツ漬物を用いた色素製剤製造法
1) 概　　要
　赤キャベツの着色料は，第8版食品添加物公定書に「アカキャベツの葉より，弱酸性水溶液で抽出して得られたものであり，シアニジンアシルグルコシドを主成分とするものである。デキストリン又は乳糖を含むことがある」と定義されている。赤キャベツ色素は紫色が強く安定性もよく優れた着色料であ

る。現在の赤キャベツからアントシアニンの抽出方法は弱酸性水溶液を用いるのが一般的である。この弱酸性水溶液法の代わりに「サワークラフト」という酸味の強い漬物を製造し，発酵法で得られた乳酸酸性によりアントシアニンの抽出を試みる方法である。

2）サワークラフトの製造

　キャベツ漬はサワークラフト（英語）あるいはザウエルクラウト（ドイツ語）と呼ばれ「酸っぱいキャベツ」としてドイツを中心に広く食され親しまれている。一般的な製造は原料のキャベツの葉を水洗，細切りにし，塩をまぶしながら容器に入れ，押し蓋と重石をのせて15～25℃で乳酸発酵させたものである。発酵温度が高いと1～2週間程度で漬かる。食塩濃度は2～3％と少ないので，原料のキャベツに付着している雑菌（好気性細菌）が生育するが，その後，球状乳酸菌と桿状乳酸菌の生育により乳酸，酢酸，アルコールなどが生成されpHの低下により雑菌が減少していくとともに乳酸濃度が高まり酸味と香味が増強されてサワークラフトという漬物になる。赤キャベツ漬物からアントシアニンの抽出方法は，赤キャベツ1.2 kgの表面に付着している雑菌を防止するため70％エタノール溶液に軽く浸漬した後細切りする。細切り赤キャベツを容器に入れ3％食塩（赤キャベツの重量に対し）と1％ショ糖を加え混合し，7％食塩溶液300 mLを加える。さらに0.1％スターター（乳酸菌：*Lactobacillus plantrum* NRIC1595）を加え押し蓋と重石をのせて20～25℃で乳酸発酵させる。

3）赤キャベツ漬物熟成中のアントシアニンの変化と色素抽出量

　赤キャベツ漬物熟成中は食塩の量に変化がみられないが，pHと酸量の変化に伴い色調は5日目ではa値が正に移動し赤色を濃くする。9日目ではa値が負に移動してくる。10日目以降21日目にはb値は正に移動しオレンジ色を濃くする（図6-7）。この色調変化の5日目から9日目に総アントシアニン量が最も多く抽出されている（図6-8），主要アントシアニンはシアニジン 3-パラクマロイルソホロシド-5-グルコシドとシアニジン 3-シナポイルソホロシド-5-グルコシドで最も多く抽出されている。1％クエン酸および1％乳酸の弱酸性水溶液で抽出したアントシアニン量と，ほぼ同じ含量が抽出されているので乳

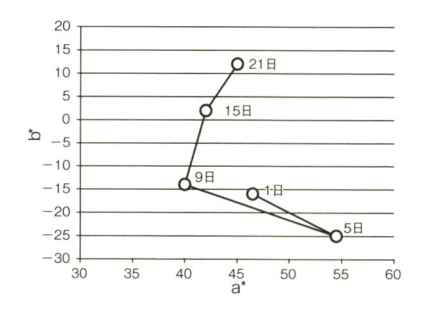

図6-7　発酵・熟成中の色調変化

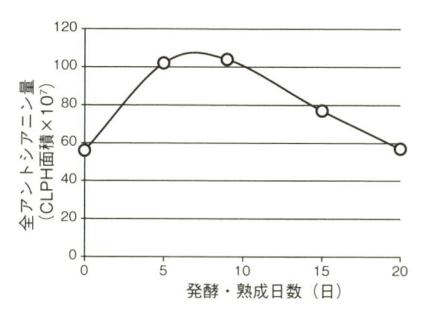

図6-8　発酵・熟成中の総アントシアニン量の変化

図6-7〜図6-9は
Murakami T. et al：Food Preserv Sci 2005
；31(4)；161-166.
から引用。

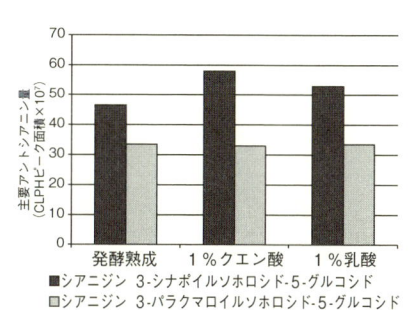

図6-9　発酵・熟成と弱酸性水溶液による主要アントシアニンの抽出量

■シアニジン 3-シナポイルソホロシド-5-グルコシド
□シアニジン 3-パラクマロイルソホロシド-5-グルコシド

酸発酵法は優れた抽出方法である（図6-9）。発酵条件にもよるが日数が10日以上と長くなるとアントシアニンの抽出量は減少していくので注意を要する。この乳酸発酵法によるアントシアニンの抽出は効率よく行われる。また，抽出後の赤キャベツはサワークラフトとして利用できることにも優れている。

2．アントシアニンのアルコール発酵

（1）アルコール発酵初期のアントシアニンの変化

1）概　　要

　果実を原料としてアルコール発酵させて造る醸造酒をワインというが，一般にはブドウ酒をワインと呼んでいる。ヨーロッパには"ワイン法"という法律

がある。ワインは色により白，ロゼ，赤ワインに分類される。赤ワインの発酵は赤色のアントシアニンを含む黒色のブドウを原料に果汁と果肉，果皮，種子を混在させ発酵タンクに送られ，果皮から色素を50〜60℃，10〜30分で抽出させ，発酵は25〜30℃で進行させ果皮がもろみ上部に浮上，これを数日〜数週間にもろみを除去し6カ月〜2年間樽貯蔵される。アントシアニンは赤ワインの品質に重要な役割を果たしている。長期間の貯蔵でアントシアニンはタンニンと重合する。また，白ワインにはない渋味や濃厚な香味，さらに独特の色調と味わいを醸し出している。ここではリンゴ果汁に野菜や果実から抽出したアントシアニンを添加し，初期のアルコール発酵によりアントシアニンの色調が変化する過程を述べる。

2）アルコール発酵方法

シソ，ブドウ果皮，紫トウモロコシ，エルダーベリー，赤キャベツ，紫サツマイモおよび紫ジャガイモから調製したアントシアニン粉末（0.1 mg/100 g）を市販りんご天然果汁100％に加え，この溶液にスターター（*Sacchromyces ellipsoideus* OC-2）を接種し，25℃で静置培養を行いアントシアニンの変化を調べた。

3）発酵初期段階におけるアントシアニンの変化

発酵7日後のアントシアニンの退色率は平均約37％であり，アルコール発酵によりアントシアニンは，いずれも退色が進み不安定になる。色調はアルコール発酵後，いずれのアントシアニンも明度（L値）が高くなり，a値は負へ，b値は正にわずかに移動する（表6-2）。非アシル化およびアシル化アントシアニンは，アルコール発酵において，退色率は高くなり不安定になる。

アルコール発酵により糖量は7日目で消費し，エタノール量が約4.62％に増える（図6-10）。発酵・熟成中pHは3.6〜3.7でほとんど変化しない（図6-11）。

このようにアルコール発酵が進行している3〜7日目のアントシアニン量（HPLCピーク面積）は急激に減少する（図6-12）。また，紫サツマイモ（品種：山川紫）アントシアニンを7日間，120日間無発酵のまま室温（15℃）に

2. アントシアニンのアルコール発酵

表6-2 アルコール発酵におけるアントシアニン類の退色率と色調

アントシアニン	退色率(%)	L値 発酵前	L値 発酵後	a値 発酵前	a値 発酵後	b値 発酵前	b値 発酵後
シソ	38	55.6	68.2	41.5	40.3	15.2	15.3
ブドウ果皮	39	50.5	65.5	37.7	34.4	11.5	15.8
紫トウモロコシ	46	50.1	67.8	41.1	29.2	17.3	21.2
エルダーベリー	24	48.4	53.5	40.7	35.8	15.7	17.8
赤キャベツ	33	53.2	63.0	57.0	44.3	−1.9	0.5
紫サツマイモ	40	54.0	67.2	62.4	50.4	4.3	4.2

退色率(%) = {(発酵前のABS − 発酵後のABS) / (発酵前のABS)} ×100
ABSは吸収波長525 nmにおける吸光度
L値, a値およびb値は, ハンター尺度における色調
アルコール発酵日数: 7日

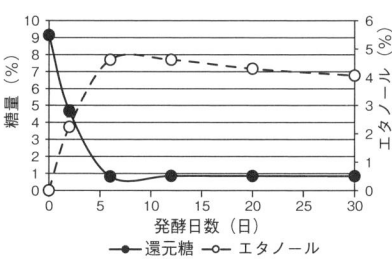

図6-10 発酵・熟成中の糖とアルコールの変化

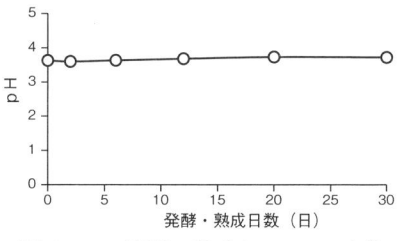

図6-11 発酵・熟成中のpHの変化

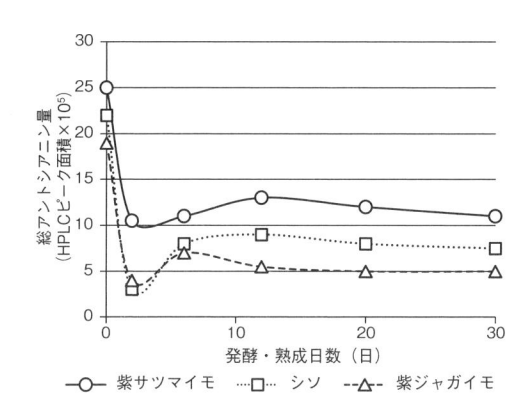

図6-12 発酵・熟成中の総アントシアニンの変化

第6章 アントシアニンと加工・貯蔵

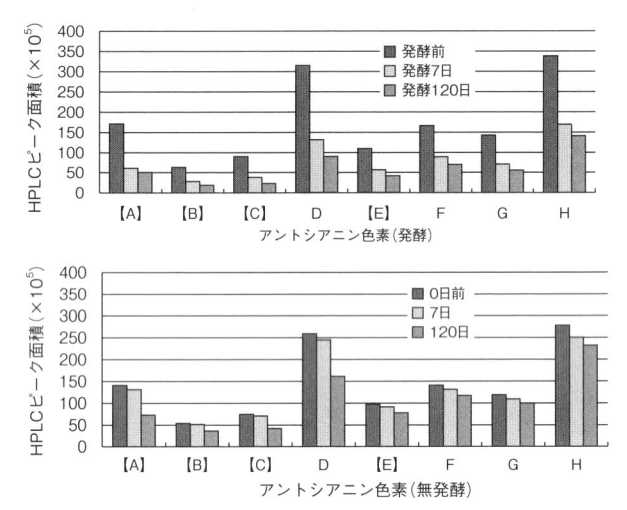

図6-13 紫サツマイモアントシアニンに及ぼすアルコール発酵の影響
【A】：YGM-2，【B】：YGM-1b，【C】：YGM-1a，D：YGM-5b，【E】：YGM-3，F：YGM-4b，G：YGM-5a，H：YGM-6，正式名は付表（p.162〜165）を参照。

放置したところ，7日目および120日目経過してもわずかな減少があるだけでほとんど紫サツマイモの各アントシアニンは安定であった。アルコール発酵では7日目二酸化炭素の生成に伴い急激に各アントシアニンとも著しく減少していた。7日以降120日目はアントシアニン量の減少が少なく安定である（図6-13）。

二酸化炭素の生成によるアントシアニンの減少は，アントシアニジン環の芳香族と配糖体に結合している有機酸（カフェ酸など）の芳香族との面と面で重なり合うサンドイッチ構造をとりにくくなりフラビリウムイオンが水和されるためである。そのときアントシアニンのフラビリウムイオンが脱プロトン化を受けて不安定なキノイド（アンヒドロ）塩基となる。発酵が終了し二酸化炭素の影響がなくなるとアントシアニン量（HPLC ピーク面積）が増加傾向を示している。これは不安定なキノイド塩基が一部フラビリウムイオンに戻り回復する。しかし，アルコール生成が終了し熟成が進むとアントシアニンはゆっくりと減少していく。

(2) 赤ワインのアントシアニン
1) 概　　要

　ワインという言語は，ラテン語の「Vinumu」（ブドウから造られた酒）に由来するとされる。この「Vinumu」はブドウの樹や蔦のように絡みつく Vitis が語源ともされ，生命力，元気を表しているといわれる。元気や活動力を意味するバイタリティー（vitality）はこれらの言葉から来ているともいわれる。このようにワインには，生命力，活動力など人間の元気に関連することが多い。

　ワインの製造は，紀元前3000年頃のメソポタミアの壁画にワイン醸造と思われるものが描かれ，この頃に編纂されたと推定されるメソポタミアの伝説の王を物語とした「ギルガメッシュ叙事詩」の中にもワインの記載が見られる。古代ギリシャ人は庶民でもワインを楽しんでいたとされ，紀元前200年頃にはローマへと伝わったと考えられている。「旧約聖書」中にはワインに関する記述が多く，キリスト教では「キリストの血」と崇められ，ダ・ヴィンチの「最後の晩餐」にも描かれている。日本においては青森県の三内丸山遺跡（縄文前期〜中期）から山ブドウの種子が出土し，長野県井土尻遺跡や山梨県釈迦堂遺跡からは発酵に用いたとされる有孔鍔付土器の中に山ブドウの種子が残っていたことから，この頃にはワイン様の発酵酒を飲んでいたと考えられている。わが国でのブドウの栽培は，1186（文治2）年に雨宮勘解由が甲斐国（山梨県）で栽培したのが始めとされる説や，718（養老2）年に行基が中国から種子を持ち込み山梨県の勝沼で播種したとする説がある。ワインは，戦国時代に来日したイエズス会宣教師フランシスコ・ザビエルがもたらしたのが最初とされている。

　今日では，フランス，イタリア，スペイン，ドイツ，アメリカ，オーストラリア，チリなどで造られるワインが有名である。

2) 品　　種

　赤ワイン用品種としては，フランス・ボルドー・メドック地区を代表とするカベルネ・ソーヴニヨン，ボルドーやロワールを中心に栽培されるカベルネ・フラン，ブルゴーニュを代表とするピノ・ノワール，ボジョレヌーボーの原料

のガメイ，ローヌ川流域の品種シラー，イタリアの代表的な品種ネッビオーロやサンジョベーゼ，スペインワインのテンブラニーリョ，カルフォルニアワインのジンファンデル，チリワインのカルヌネール，ボルドーを始め世界中で栽培されるメルロ，日本で育種されたマスカットベリーAなどがある。

　通常，ブドウのアントシアニンは果皮に含まれ，果肉にはほとんど含まれない。ただ，南米などで栽培されているアリアントやティントレーラなどの品種は果皮，果肉とも赤い。

3）ボジョレヌーボーとボルドーワインのアントシアニン

　赤ワインは，アントシアニンを含む果皮を入れて醸造されるため赤い色調を示す。

　ボジョレヌーボーワイン中に含まれるアントシアニンはマルビジン，ペオニジン，デルフィニジン，ペチュニジンにグルコース，パラクマル酸などの糖や有機酸が結合した構造を示す。

　ボルドーワインのような赤ワイン中のアントシアニンは熟成中に酸化による

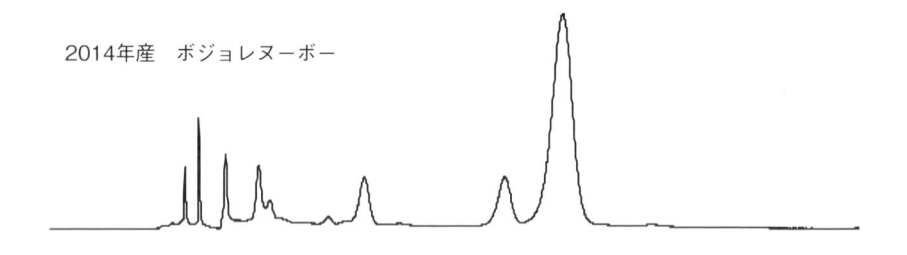

2014年産　ボジョレヌーボー

2004年産　ボルドーワイン

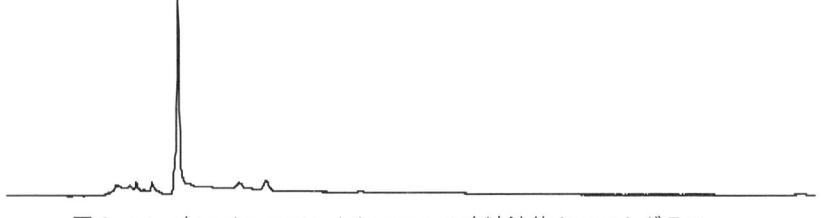

図6-14　赤ワインのアントシアニンの高速液体クロマトグラフィー

変化を起こし,鮮やかな赤い色調から深みのある暗赤色の色調へと変化する。これは,赤ワインの熟成中,アントシアニンはプロアントシアニンやタンニンなどと重合を起こし,アントシアニン―タンニン重合体を形成するからである。

3. 酢 酸 発 酵

(1) 酢酸発酵中のアントシアニンの変化

1) 概　　要

　酢はフランス語でビネーグル (vinaigre),vin はブドウ酒,aigre は酸っぱいを表し,英語ではビネガー (vinegar) と呼んでいる。酸っぱくなったワインが酢の起源であるといわれる。食酢は,酒を放置しておくと,表面に皮膜を形成し,自然に酢に変わることから,人が酒類とほとんど同時に造った発酵食品で,古くから重要な酸性調味料であった。食酢の製造は原料別に分けると,①穀物酢（米酢,粕酢,麦芽酢など）：穀類中のデンプンを糖化し,発酵させて酒を造る,②果実酢（ブドウ酢,リンゴ酢,その他の果実酢）：果汁中の糖分を発酵させて酒を造る,③その他：糖蜜,いも,トウモロコシから酒を造る。これら酒類の中のエタノールを主原料とし酢酸菌により酸化発酵を受け主成分の酢酸（3~5％）が生成する。いずれも白色系のビネガーが多く,赤色系のビネガーは日本においてはその利用頻度が少ない。ここでは数種の野菜・果実アントシアニンを加えた純米酒に酢酸菌を接種し発酵させアントシアニン類の変化と紫サツマイモから紅食酢を実際に製造し,この食酢のアントシアニンの安定性について述べる。

2) 酢 酸 発 酵

　アントシアニン（エルダーベリー,ブドウ果汁,イチゴ,シソ,紫サツマイモ）類を添加した市販純米酒（2倍に希釈）に酢酸菌（*Acetobacter pasteurianus* NC11085）のスターターを接種し,25℃で60日間静置培養を行い色調やアントシアニンの変化を調べた。

3）酢酸発酵中のアントシアニンの変化と安定性

　発酵前のエタノール量は6％，pH 3.8である。3日目まで発酵が行われないが5日目から発酵が旺盛となりエタノールが減少し，21～60日目ではエタノールは，ほぼ0％である。酢酸量は21日目5.0～5.5％となった。そのときのpHは2.27である。発酵過程中の褐変度（420 nm/525 nm）は，60日までほとんど変化が認められない。

　酢酸発酵・熟成中の紫サツマイモ（アヤムラサキ）アントシアニンの色調変化は，0日目の青紫色（a^*値51，b^*値-15）から21日目の赤色（a^*値72，b^*値1）へと大きく変化している。21日目から60日目はa^*値が負に，b^*値が正にわずかに移動していた（図6-15）。この色調変化に伴い紫サツマイモアントシアニンの相対的残存率は，発酵21日目100％，60日目84％となり安定なアントシアニンである。それに比べシソアントシアニンは発酵21日目56％，60日目29％となり不安定なアントシアニンとなった（図6-16）。

　さらに，野菜・果実の主要アントシアニンについて酢酸発酵・熟成の影響は，紫サツマイモが最も安定で，シソが最も不安定であった。その理由は，紫サツマイモの主要アントシアニンは8種類含まれ，シアニジン系とペオニジン系の組成比が19％：74％でありペオニジン系が多く含まれる。ペオニジン系はシアニジンのB環の1個の水酸基がメトキシ基（$-OCH_3$）に置き換わった構

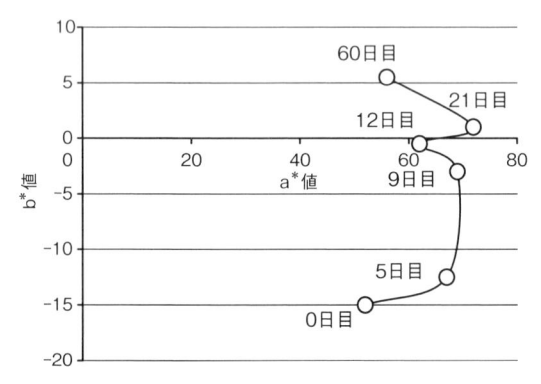

図6-15　酢酸発酵・熟成中のサツマイモアントシアニンの色調変化

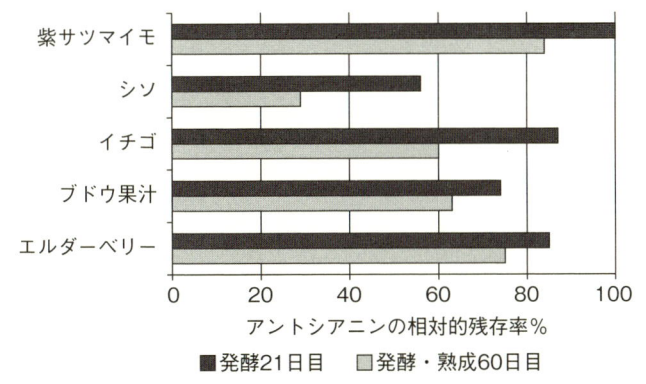

図6-16 アントシアニン類に及ぼす酢酸発酵の影響

造をしており，シアニジンより疎水性であることから安定性が高い。また，ペオニジン 3-カフェオイルソホロシド-5-グルコシドは，カフェ酸が1個結合したモノアシル化アントシアニンであり，ペオニジン 3-ジカフェオイルソホロシド-5-グルコシドは，カフェ酸が2個結合しているジアシル化アントシアニンである。カフェ酸が1個結合しているアントシアニンより，2個結合しているジアシル化アントシアニンは相対的残存率が高く安定である。これはサンド

表6-3 野菜・果実主要アントシアニンの酢酸発酵の影響

食品	主要アントシアニン	相対的残存率（%）21日目	60日目
エルダーベリー（4）	シアニジン 3-サンブビオシド	85	72
ブドウ果汁（10）	デルフィニジン 3-グルコシド	79	67
イチゴ（5）	ペラルゴニジン 3-グルコシド	87	64
シソ（10）	シソニン（トランス型）	80	56
	マロニルシソニン（トランス型）	42	17
紫サツマイモ（16）	YGM-5b（ペオニジン 3-カフェオイルソホロシド-5-グルコシド）	82	64
	YGM-4b（ペオニジン 3-ジカフェオイルソホロシド-5-グルコシド）	100	92

相対的残存率(%)＝(21日目あるいは60日目の各ピーク面積相対量／0日目の各ピーク面積相対量)×100
（ ）内はアントシアニンのピーク数

イッチ構造をとりやすい構造をしているためである。それに比ベシソアントシアニンは，マロニルシソニンの脂肪族有機酸であるマロン酸が容易に加水分解を受けシソニンになり分解され不安定となる。イチゴ，ブドウ，エルダーベリーの主要アントシアニンの安定性は紫サツマイモとシソの中間である（表6-3）。

4）紫サツマイモ（アヤムラサキ）を用いた食酢製造の実施例

生イモを水洗により泥を洗い落とし，傷んでいる部分を取り除いてから厚さ1～3 mm 程度の輪切りにスライスする。このスライスイモ100 kgに醸造酢の希釈液（酸度3.3%）240 L，醸造酒（エタノール10%，原料用アルコール）80 L，精製水160 Lを加えて，ポンプで循環させながら20時間抽出する。20 mesh 程度のストレーナーを付けたザルで抽出液とイモを分離する。アヤムラサキ抽出液に醸造酢（抽出液の6.6%），アルコール4.6%，精製水36%を加えて仕込み液量とする。これに酢酸菌（*Acetobactor aceti* を主体）スターターを接種し，30～35℃で静置酢酸発酵を行い，発酵8日目で珪藻土を用いて濾過後，68日目まで熟成させた。仕込み液量のアントシアニン量は135 mg/100 gであったが，発酵・熟成68日後のアントシアニン量は123 mg/100 gで抽出液アントシアニン量の約90%が残存しており安定である（図6-17）。食酢の分析値は表6-4に示した。

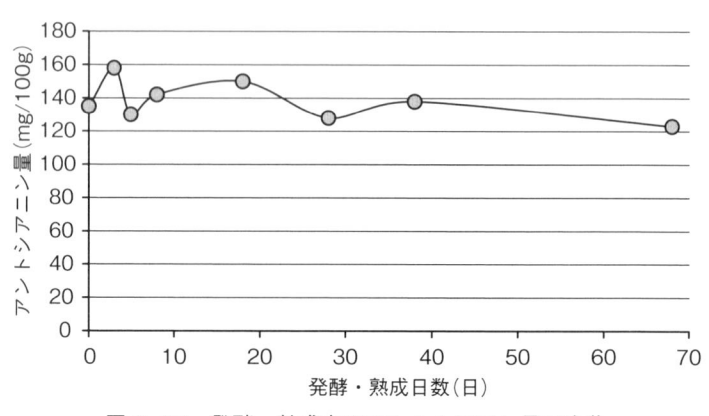

図6-17 発酵・熟成中のアントシアニン量の変化

表6-4 紫サツマイモ酢分析値

分析項目	抽出液	発酵8日目
アントシアニン量（mg/100g）	135	123
酸度（酢酸として，g/100g）	3.37	5.37
pH	3.3	3.07
アルコール量（mL/100mL）	0.07	0.23
還元糖（グルコースとしてg/100g）	0.99	0.60
酢酸量（g/100g）	3.7	5.2
無機質（g/100g）	0.21	0.15
全窒素（mg/100g）	23.5	18.4

紫サツマイモ品種：アヤムラサキ

（2）紅酢中のアントシアニンの分解物とその機能

1）概　要

「紅酢」は高色価紫サツマイモ品種アヤムラサキを種酢，精製アルコールと共に酢酸発酵工程に仕込む方法で醸造したもので，鮮明な赤紫色を持つ醸造酢である（図6-18）。このため，酢としての機能性（疲労回復，食欲増進，高血圧予防，肥満防止，血液サラサラ効果など）に加え，原料紫サツマイモ由来のアシル化アントシアニン（YGM類）の含有量が高いことから，その機能性も

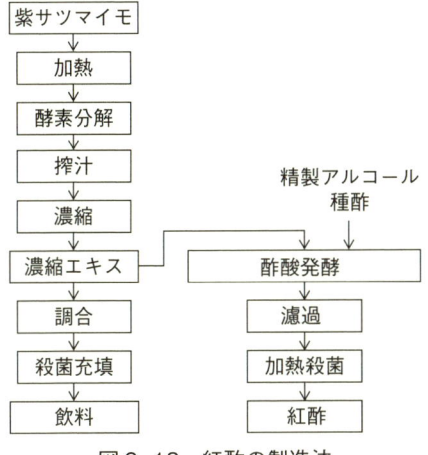

図6-18　紅酢の製造法

128　第6章　アントシアニンと加工・貯蔵

保持されていると考えられた。さらに，紫サツマイモ由来の醸造生成成分の機能性が付け加わることも期待された。

2）紅酢製造におけるアントシアニン分解物

新規なアシル化ポリフェノール類（YGM類の5位のグルコースが外れ，3位のアシル化ソホロース部は保持されたアシル化アントシアニン）である5-デグルコシルYGM（DGYと命名，図6-19（A））色素類4種類，およびアシル化ソホロース（ACSと命名，図6-19（B））類4種類が見いだされた。ACS類の主要なものは6-O-カフェオイルソホロース（CS）であった。ACS類はいずれも少なくとも1つはカフェ酸を持つジアシル化ポリフェノール類で（CSのみモノアシル体），3位のアシル化ソホロース部に相当し，新規な化合物であった。

DGY類およびACS類はそれぞれ，原料の紫サツマイモ由来のYGM類の5-脱グルコシル体および3位糖鎖に相当する構造であることから，YGM類が醸造中（発酵中あるいは貯蔵中）に加水分解を受けて生成したものと考えられた（図6-20）。この生成機構は単離YGM類の希酢酸水溶液の加熱実験でDGY類とACS類の生成が確認できたことより確認された。醸造酢は最終的に酢酸の酸度が約4％（pH約3）と比較的酸性が強くなるので，殺菌加熱や醸造中などにYGM類の加水分解が進んだものと考えられた。

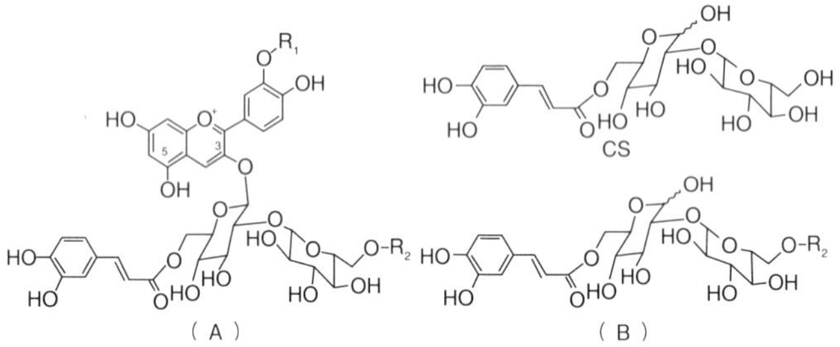

（A）
DGY-3：R$_1$=H, R$_2$=Fr
DGY-5a：R$_1$=CH$_3$, R$_2$=HB
DGY-4b：R$_1$=CH$_3$, R$_2$=Caf
DGY-6：R$_1$=CH$_3$, R$_2$=Fr

（B）
BCS：R$_2$=HB
CCS：R$_2$=Caf
FCS：R$_2$=Fr

図6-19　紅酢の新規アシル化ポリフェノール成分の構造
（A）：5-デグルコシルYGM（DYG）類，（B）：アシル化ソホロース（ACS）類．HB：パラヒドロキシ安息香酸，Caf：カフェ酸，Fr：フェルラ酸

3. 酢酸発酵   129

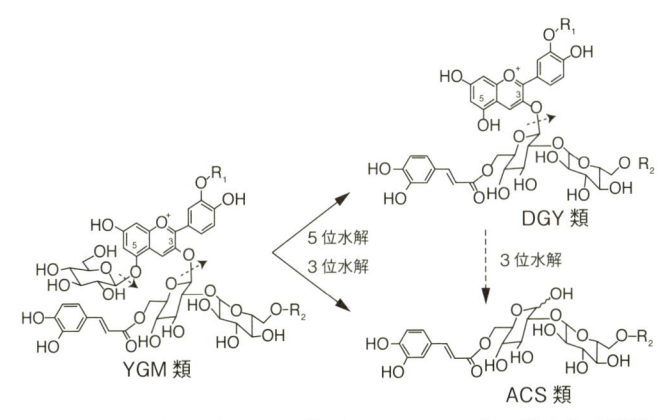

図6-20 紅酢の新規アシル化ポリフェノール類の推定生成機構

3) 紅酢の抗酸化性

　紅酢の総ポリフェノール含量は，白酢，リンゴ酢，黒酢より多く，キビ酢とほぼ同じであった（図6-21）。また，紅酢の抗酸化活性（DPPH消去活性やスーパーオキシド（O_2^-）消去活性）は，白酢やリンゴ酢はもちろんのこと，キビ酢や黒酢などよりも高い活性を示したことから，紅酢の抗酸化活性は含有ポリフェノールが原因であることを確認している（図6-21）。DPPH消去活性はジフェニルピクリルヒドラジル（DPPH）という化学合成された紫色を持つラジカル（不対電子を持つ反応性の高い物質）を活性酸素のモデルとして，試料のDPPHに対する消去能（紫色の退色度）を分光光度計で測定して求める

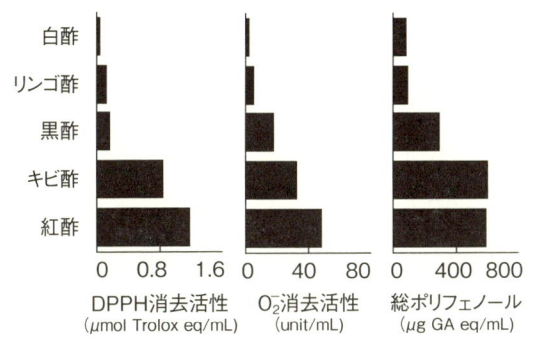

図6-21 食用酢の抗酸化性と総ポリフェノール含量

方法である。

単離 DGY 類および ACS 類の抗酸化活性を DPPH ラジカル消去活性（RS%）で評価した結果，DGY 類の抗酸化活性の高いものでは（−）-エピガロカテキンガレート（EGCG）と同等であった。また，ACS 類の抗酸化活性は YGM 類に近かった（図6-22）。いずれも，カテコール構造を分子内に多く持つほど高かった。

YGM 類は摂取すると，前述のように配糖体のままで腸管から吸収されるものの，吸収率は小さい。一方，紅酢を摂取した場合，DGY 類および ACS 類はもとの YGM 類より分子サイズが小さいことから，より吸収されやすいものと考えられる。紅酢の新規アシル化ポリフェノール成分は共存する酢酸や YGM 類，およびクロロゲン酸などとも相まって，総合的に健康維持に寄与するものと期待され，有望な機能性成分と考えられた。

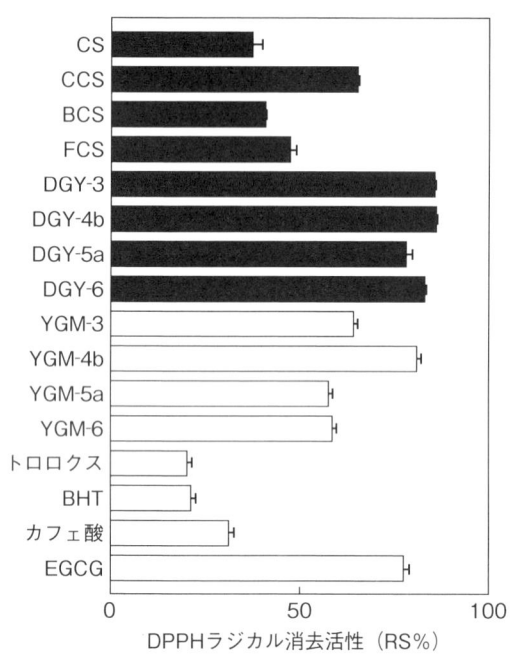

図6-22　紅酢の新規アシル化ポリフェノール成分の DPPH ラジカル消去活性
RS%：平均値 ± SD（n = 4），$p < 0.05$
CS：6-O-カフェオイルソホロース，DGY：5-デグルコシル YGM，YGM：紫サツマイモアントシアニン，BHT：ブチルヒドロキシトルエン，EGCG：（−）-エピガロカテキンガレート

4. ジャム類

(1) 桑の実（マルベリー）ジャムのアントシアニン

1) 概　要

ジャム類は16世紀ヨーロッパで普及し，日本には明治になって伝えられ，1877（明治10）年イチゴジャムが勧農局で製造されたのが始まりである。

ジャム類とは，日本農林規格（JAS）によると，「果実，野菜又は花弁（以下「果実等」と総称する）を砂糖類，糖アルコール又は蜂蜜とともにゼリー化するようになるまで加熱したもの，また，これに酒類，かんきつ類の果汁，ゲル化剤，酸味料，香料等を加えたもの」と定義されている。ジャムのゼリー化には出来上がり製品時において，ペクチン（高メトキシペクチン）量1％前後，酸はpHが2.9〜3.5，糖60〜65％が必要である。桑の実（Mulberry）はベリー類の仲間で，熟した桑の実は赤黒く甘酸っぱい味をしており，多量のアントシアニンを含んでいる果実でジャムの加工素材として適している。群馬県蚕業試験場の果実採取用品種と蚕飼育用品種の桑の実から製造したマルベリージャムのアントシアニン量と，その安定性について述べる。

2) 桑の実品種

果実採取用品種のフィカス，カタネオ，ララベリーは大粒で豊産性である。蚕飼育用品種の多胡早生，一の瀬は小粒である。果実のpHは平均4.42（±0.32標準偏差）で品種間に差がない。また，出来上がりジャムのpHは平均4.26（±0.13）である。

3) マルベリージャムの製造

桑の実を水洗しマッシャーで磨砕，グラニュー糖30％（桑の実に対し）を加えて混合し10分間放置後，グラニュー糖20％を加えて加熱する。Brix糖度48〜50％になったら，グラニュー糖20％とペクチン0.15％を混合したものを加え，Brix糖度60％まで濃縮し，ビン詰め，脱気と殺菌を行い製品とする。

4）桑の実類とマルベリージャムのアントシアニン量

桑の実のアントシアニンは，5品種ともシアニジン 3-グルコシドとシアニジン 3-ラムノシルグルコシドの2種類である。シアニジン 3-グルコシドとシアニジン 3-ラムノシルグルコシドの組成は，果実採取用品種が約3：1，蚕飼育用品種が6～7：1である。

桑の実の総アントシアニン量は，果実採取用品種は蚕飼育用品種よりアントシアニンの含量が多く含まれ，特にフィカスのアントシアニン量は多胡早生の約2.4倍，一の瀬の約10倍も含まれている（表6-5）。

マルベリージャムの総アントシアニン量は，桑の実原料以外の材料が配合されているため少なくなるが，果実採取用品種から製造したジャムの総アントシアニン量は多く，色調の優れたジャムである。

5）マルベリージャムのアントシアニンの安定性

マルベリージャムの総アントシアニンと，主要アントシアニンであるシアニジン 3-グルコシドとシアニジン 3-ラムノシルグルコシドの残存率は，表6-6に示すように果実採取用品種は高く，蚕飼育用品種は低い。果実採取用品種は優れた色調を有しジャム製造用に適している。これはアントシアニン量が多い品種ほど安定な色調を有するジャムができる。

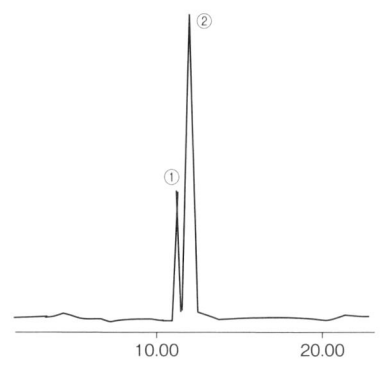

図6-23 桑の実（カタネオ）アントシアニンの高速液体クロマトグラフィー
① シアニジン 3-ラムノシルグルコシド
② シアニジン 3-グルコシド
長谷川（小沢）真由美ほか：日本食生活学会誌 2010；20 (4)；300-304.

表6-5 桑の実類とマルベリージャムのアントシアニン含量

			果実重量(g)*	アントシアニン類 (mg/100g)			
				シアニジン 3-グルコシド	シアニジン 3-ラムノシルグルコシド	その他	総量
蚕飼育専用品種	多胡早生	果実	1.2	31.6	4.1	7.3	43.0
		ジャム		3.5	0.6	4.5	8.7
	一の瀬	果実	1.8	130.7	22.7	30.8	184.1
		ジャム		22.1	4.8	4.0	30.9
果実採取用品種	フィカス	果実	3.0	304.2	99.2	44.5	448.3
		ジャム		185.8	52.2	14.3	252.3
	ララベリー	果実	4.5	294.0	94.0	23.9	411.8
		ジャム		194.7	55.4	14.7	264.8
	カタネオ	果実	3.3	278.8	90.8	38.9	408.5
		ジャム		141.6	40.0	12.4	193.9

*果実1個当たりの重量
長谷川(小沢)真由美ほか:日本食生活学会誌 2010;20(4);300-304.

表6-6 マルベリージャムのアントシアニン残存率

桑の実品種	アントシアニン残存率(%)		
	シアニジン 3-グルコシド	シアニジン 3-ラムノシルグルコシド	総アントシアニン
多胡早生	18	13	24
一の瀬	27	22	21
フィカス	65	76	70
ララベリー	71	79	77
カタネオ	52	60	56

長谷川(小沢)真由美ほか:日本食生活学会誌 2010;20(4);300-304.

5. その他加工食品:冷菓子類, ジュース類, スナック菓子など

　アントシアニンを含んだ果物は, 鮮やかな色調を活かしてジュース, ジャム, ゼリーなどに加工される。

　果汁飲料などでは, ブドウ, ブルーベリー, イチゴ, モモなどが代表的だが, 最近ではアサイーや有色野菜といも類を混合したミックス野菜ジュースなども人気である。アントシアニンは, 熱に対する安定性が低く加熱殺菌工程中に色

素の減少が起こりやすい。ブドウ果汁では，酒石酸カリウムなどによるアントシアニンの沈殿がある。これは低温貯蔵中にブドウ果汁中に含まれる酒石酸カリウムが，アントシアニンなどのポリフェノールを吸着沈殿させるためで，色調を失うとともに沈殿を生じ製品の劣化が起こる。析出の要因には，温度，アルコール濃度，pH，ペクチンの存在などがあげられる。ブドウ以外でもポリフェノール分の多い製品などでは，保存中に沈殿を生じることが多い。

　アイスクリームのような冷菓などにも，アントシアニンを含んだ果物を利用することが多い。最近ではアントシアニンを含んだ野菜や紫サツマイモ，紫ヤムイモなども多く用いられる。タイなどではチョウマメ花の色素を利用したアイスクリームも人気である。アイスクリームなどに用いる場合，加熱による変性は少ないが，乳成分との相性が悪いアントシアニンも多く見られ，くすんだ色に仕上がることもある。特に紫サツマイモおよびジャガイモのアントシニンでは，乳との混合や低温により色調がくすむ傾向がある。鮮やかな色調を維持するためには色素製剤などを利用してアントシニンの量を増やすことが重要である。ポテトチップスやけんぴなどのスナック菓子にもアントシニンを含んだ野菜，いも類などが利用されている。

　ショッキングな紫色でブームとなった紫サツマイモは，スナック菓子だけでなく洋菓子などへの利用も広く行われ，九州，沖縄地方の土産品として一定の地位を築いている。また，従来のジャガイモの常識を打破した紫および赤ジャガイモなどはスナック菓子として利用がされ始めていて，話題を提供している。アントシアニンは油加工適性がよく，高温で揚げるにもかかわらず，色調の残存性が高い。特に最近では，減圧フライ（バキュームフライ）方式のスナック菓子が人気であり，真空に近い低圧・低温で揚げるため「サクサク」した食感と色残りの良さが際立っている。ジャガイモだけではなく，赤ダイコンや紫ダイコン，紫ヤムイモ，有色野菜なども減圧フライで野菜スナックとして製品化されている。

　有色野菜やいも類，果物類以外では，花を「押し花」のように利用したせんべい状のスナック菓子や洋菓子なども作られている。

# 第7章　アントシアニンは健康を守る

1．抗酸化性

(1) 概要（活性酸素とフリーラジカル）

　酸素が地球上の大気中に増え始めたのは，光合成の能力を備えた藻類などの生物が発生した約30億年前からと推定されている。酸素分子は酸素呼吸をするように進化した好気性生物にとっては，効率的に生活のエネルギーを得るためになくてはならない物質になった。

　ヒトは呼吸により酸素を取り込み，エネルギーを得ることによって生命活動を営んでいるが，体内に取り込んだ空気中の酸素のうち数％は有毒な活性酸素に変化する。活性酸素は大気中の安定な酸素分子（三重項酸素：$^3O_2$，通常はO_2と書く）から活性化されて生成した反応性の高い（エネルギーの高い）酸素の仲間の総称である。酸素分子（O_2）は，図7-1のように1電子ずつ付加して（還元されて）活性化され，最終的には4電子還元されて安定な水になる。O_2が1電子だけ還元されて陰イオンラジカルになったスーパーオキシド（ラジカル）（$\cdot O_2^-$），2電子還元された（さらに水素も結合した）過酸化水素（H_2O_2）および3電子還元されたヒドロキシラジカル（$\cdot OH$）などがある。他に，酸素分子$^3O_2$の電子が光増感剤などを通して励起して生じた，一重項酸素（$^1O_2$）も含まれる。

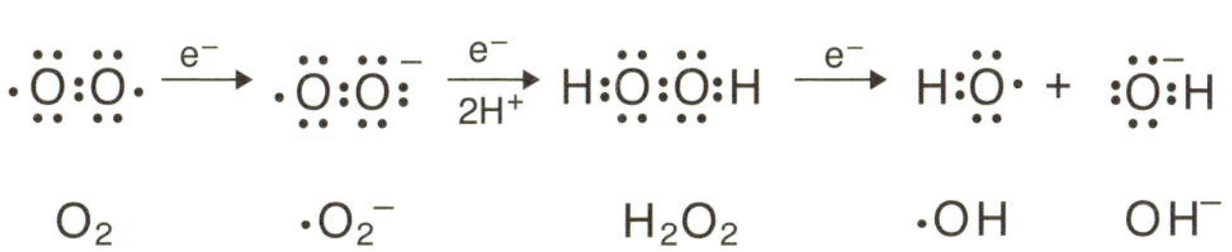

$$\cdot\ddot{O}{:}\ddot{O}\cdot \xrightarrow{e^-} \cdot\ddot{O}{:}\ddot{O}{:}^- \xrightarrow[2H^+]{e^-} H{:}\ddot{O}{:}\ddot{O}{:}H \xrightarrow{e^-} H{:}\ddot{O}{:} + \cdot\ddot{O}{:}H$$

$$O_2 \qquad \cdot O_2^- \qquad\quad H_2O_2 \qquad\quad \cdot OH \qquad OH^-$$

図7-1　酸素が1電子ずつ還元され生成する活性酸素類（・やe⁻は電子を表す）

活性酸素の中でも・O_2^-や・OH，あるいは広義の活性酸素である一酸化窒素ラジカル（・NO），脂質ペルオキシラジカル（LOO・），脂質アルコキシラジカル（LO・）などは不対電子を持ち，フリーラジカルと呼ばれることから，全部をまとめて活性酸素・フリーラジカルということもある。

活性酸素は生体で細菌や異物が体内に侵入するのを防御する重要な役割を担っているが，過剰に発生すると反応性が高いため，脂質，タンパク質，およびDNAなどの生体内分子を攻撃して種々の細胞障害を起こすため"両刃の剣"のような存在である。通常，過剰な活性酸素は体内に存在するスーパーオキシドジスムターゼ（SOD），グルタチオンパーオキシダーゼなどの活性酸素除去酵素，抗酸化ビタミン（ビタミンC，E）などの抗酸化物質などによって，安全なものに変えられ（消去され），恒常性（＝健康）が保たれている。しかし，偏った食事や喫煙，運動不足，紫外線，大気汚染などの要因により酸化ストレスが生じ，活性酸素の生成と消去のバランスが乱れた場合，体内で過剰な活性酸素が生成して細胞への障害を起こし，生活習慣病をはじめとする多くの疾病を引き起こす。

日常的に摂取している食品中には，これら活性酸素による生体分子の酸化を抑制する抗酸化ビタミン（C，E），カロテノイド，ポリフェノール（フラボノイド）などの抗酸化物質が含まれているため，意識して抗酸化物質を多く含む食品，特に，野菜や果物を摂取することが各種疾病の予防に有効であると考えられている。

（2）抗酸化物質

このように活性酸素・フリーラジカルが深くかかわった生活習慣病などの疾患を予防し，健康を維持するためには，本来生体が備えている活性酸素の生成抑制機能や消去機能を補い，生体の恒常性を保たせることが必要である。そのため，適切な運動や食事などの生活習慣を設定し，抗酸化物質を日常的に摂取することが重要になってくる。抗酸化物質を薬剤として摂取するよりも，抗酸化性成分を含む食品から食事として摂取するほうが自然であり，生活の質

(QOL)を落とさずに健康維持できることから，優先して考えるべきことである。したがって，各種の食品素材の抗酸化能を把握し，食品素材中に含まれる天然抗酸化性物質を知ることが重要になってくる。

このような観点からの検索の結果，ビタミンA，C，Eのような栄養成分はもちろんのこと，従来あまり目を向けられていなかった非栄養成分の中にも多くの抗酸化性物質が見いだされてきた。特に野菜・果物などの植物性食品素材に多いことがわかった（表7-1）。

普通に食品として摂取する植物の種子類，野菜，果実類などの中には抗酸化性を持つ各種のポリフェノール類やカロテノイドが含まれる。緑茶にはカテキン類が，紅茶にはテアフラビン類が，カカオマスには各種ポリフェノール類が含まれている。香辛料としては，トウガラシ中のカプサイシン類，ショウガ中のジンゲロール類，ウコン中のクルクミノイド，ゴマ中のリグナン類縁体など

表7-1　植物性食品素材中の抗酸化性物質

植物性食品素材	抗酸化性物質
種子類，野菜類，果実類	各種ポリフェノール類，カロテノイド
緑茶	カテキン類
紅茶	テアフラビン類
カカオマス	各種ポリフェノール類
（香辛料）	
コショウ	ピペリン類縁体
トウガラシ	カプサイシン類
ショウガ	ジンゲロール類，ジアリルヘプタノイド類
ウコン	クルクミノイド
ゴマ	リグナン類縁体
シソ科ハーブ	ロスマリン酸
ローズマリー，セージ	カルノソール，ロスマノール，フラボン類
オレガノ	チモール，カルバクロール，ロスマリン類縁体
マジョラム	アルブチン
タイム	ビフェニル類
ヨモギ	ジカフェオイルキナ酸類
（海藻類）	
ショウジョウケノリ	ブロモフェノール類
アオノリ	フェオフィチンa
アラメ	ピロフェオフィチンa，フロロタンニン，カロテノイド

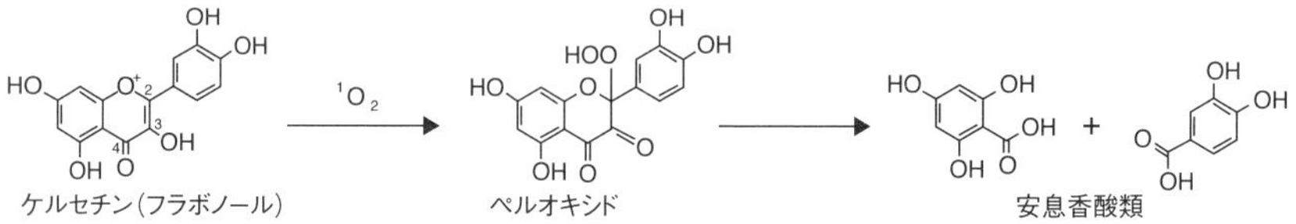

図7-2 $^1O_2$によるケルセチンの酸化・分解反応

がある。また，シソ科ハーブにも多くの抗酸化性成分が含まれており，ロスマリン酸は代表的なものである。ロスマノールなどのようにビタミンEや合成抗酸化剤であるBHT（ジブチルヒドロキシトルエン）以上の抗酸化作用を示す化合物もある。また，海藻類からも抗酸化物質が見いだされている（表7-1）。その他，発酵生産物，タンパク質加水分解物，アミノ-カルボニル反応生成物，動物性生産物などでも見いだされている。

　食品素材中の抗酸化性成分の中ではポリフェノールの割合が高い。ポリフェノールの一種であるフラボノイドはフェノール性水酸基を持つため，潜在的に電子や水素の供与性が高く，活性酸素・フリーラジカルを消去できる。また，フラボノールが一重項酸素（$^1O_2$）と反応した場合は，過酸化物（ペルオキシド）を経て，最終的に安息香酸誘導体にまで分解することによって，抗酸化性を示すことが知られている（図7-2）。

（3）一般的なアントシアニンの抗酸化作用

　フラボノイドのラジカル補足能はB-環にオルトジヒドロキシ（カテコール）構造を持つこと，4位にカルボニル基をもち，かつ2，3位に二重結合を持つこと（不対電子の共鳴による非局在化に必要），また3，5位に水酸基を持つことにより強化される。実際，これらすべてを満たしているフラボノール類のケルセチンやミリセチンは強い抗酸化性を持っている。

　また，フラボノイドは脂質過酸化の抑制作用がある。*in vivo*（生体内）での脂質過酸化の開始は活性酸素や金属イオン，リポキシゲナーゼなどが必要とされているので，過酸化の抑制作用にはラジカル補足作用のほかに，キレート生成による金属イオン封鎖も関与するものと考えられている。しかし，金属イオ

ンの相対的濃度が高い場合は逆に酸化（プロオキシダント）作用を示す場合もあるため注意が必要である。

　フラボノイドは多くの植物性食品素材中に含まれるため，ヒトは食事を通じて，1日当たり約1gを経口摂取しているが，そのうちわずかしか吸収されないといわれている。したがって，摂取したフラボノイドがどれだけ有効かは未知であり，その評価のための吸収や体内動態の検討が進められている。

　フラボイドの一種であるアントシアニンは多くの食用植物や，梅漬け，赤ワイン，ベリー類のジャムなどの食品にも含まれている。したがって，食事として他のフラボノイドと共に日常的に摂取する可能性は高い。また，高齢化による健康志向，着色料の天然物志向も手伝って，アントシアニンの機能性に重点をおいた研究が盛んに行われている。現在わかっているだけでも，抗酸化性，抗変異原性，血圧上昇抑制作用，肝機能障害軽減効果，視覚改善作用，抗糖尿病活性など多くの機能性を持つことが判明している。

　抗酸化性については山ブドウ，アツミカブ，ナス，ブドウ，紫サツマイモ中のアントシアニンや，赤インゲン中のシアニジン 3-グルコシドなどで確認されたのが最初である。また，ナスやブドウのアントシアニンはパラクマル酸でアシル化されており，それらの非アシル化体より強い抗酸化性を示した。このことより，パラクマル酸は分子内で活性を増強していることが示唆された。また，シアニジン 3-グルコシドは，そのもの以外にその酸化分解物（ヒドロキシ安息香酸類）もまた抗酸化性を持つことが判明し，2段構えで抗酸化活性を発現することが示された。

　現在，*in vitro*（試験管内）で発揮されたアントシアニンの機能性が生体内でも平行性があるかどうかを確認するため，吸収・体内動態の解明が試みられている。シアニジン 3-グルコシドとシアニジン 3,5-ジグルコシドについて，ラットに経口摂取させた実験結果では，両色素とも配糖体のままで吸収され，その一部はメチル化された。さらに，紫サツマイモ中のアシル化アントシアニン（YGM類）もアシル基が結合した状態で吸収されるという興味ある結果が得られている。

（4）紫サツマイモアントシアニンの抗酸化作用

　筆者らはアントシアニンの新規な機能性の検索とその有効利用をめざし，その構造と安定性および抗酸化性について検討している。対象としては，安定性が高いこと，伝統的に食用色素として用いられているため安全性が高いこと，比較的収量が高いことなどの特徴を備えているチョウマメの花色素および紫ヤム塊茎の色素を選んだ。この際，すでに実用化が進んでいる紫サツマイモ塊根の色素と比較した。ここでは抗酸化性の検討について紹介する。抗酸化性試験はリノール酸過酸化阻止能（カロテン退色法）とDPPHラジカル消去能で評価したが，いずれの色素試料の脂質過酸化阻止能およびラジカル消去能はおよそ平行性がみられ，ムラサキサツマイモ色素＞ムラサキヤムイモ色素＞チョウマメ色素の順であった。

　次に，各単離色素の抗酸化性をpH 7.4でDPPHの退色（消去）を測定し，DPPHラジカル消去能（RS%）で評価した。比較のため関連芳香族有機酸や，標準抗酸化物も同条件で測定した結果をまとめて分子量に対してプロットした（図7-3）。試料の抗酸化性は安定性とは違い，分子量との明確な相関は見られなかった。

　各単離色素の関連芳香族有機酸について，抗酸化性を検討したところ，（カフェ酸：Caf）＞（シナピン酸：Si）＞（フェルラ酸：Fr）＞（パラクマル酸：P）＞（パラヒドロキシ安息香酸：HB）の順であった。ヒドロキシケイ皮酸類のほうがパラヒドロキシ安息香酸より高く，芳香環にオルトジヒドロキシ（カテコール）構造を持つカフェ酸が最も高かった。これらの構造は，酸化生成したフェノキシラジカルを共鳴安定化するのに有効であると考えられた（図7-4（a））。

　また，各脱アシル体（デアシルアントシアニン：DA）の抗酸化性試験の結果，図7-4（b）のように，（アラタニンCのDA：シアニジン 3-ゲンチオビオシド（Cy3-gen））＞（YGM-0a＝YGM-3のDA：シアニジン 3-ソホロシド-5-グルコシド（Cy3-sop-5-glc））＞（テルナチンのDA：デアシルテルナチン（Da-T））＞（YGM-0b＝YGM-5a，5b，6のDA：ペオニジン 3-ソホロシ

1. 抗酸化性　141

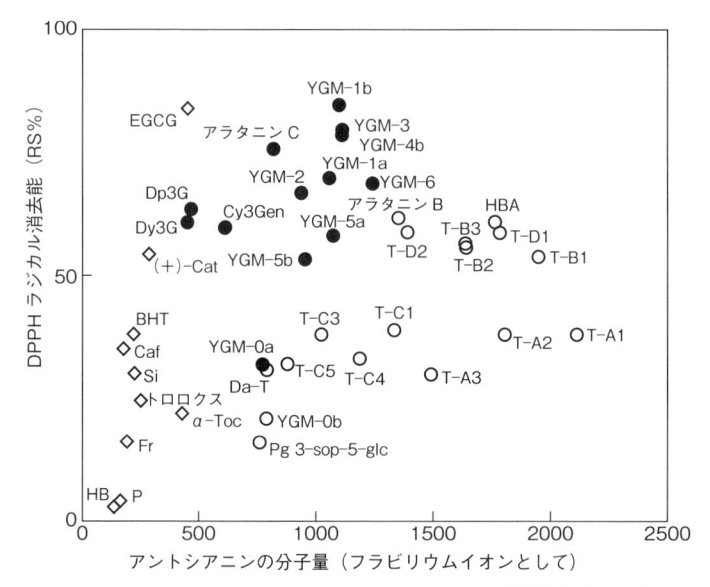

図7-3　アントシアニンのDPPHラジカル消去能（RS％）
アントシアニンで分子内にカテコール構造を持つもの（●）と持たないもの（○），◇：標準抗酸化性物質，G：D-グルコース，(+)-Cat：(+)-カテキン，EGCG：エピガロカテキンガレート，BHT：ブチルヒドロキシトルエン，α-Toc：α-トコフェロール（ビタミンE）

ド-5-グルコシド（Pn 3-sop-5-glc））の順であった。これらは芳香族有機酸と同様に，B-環にカテコール構造を持つシアニジン系が高く，また，3-置換体＞3,5-ジ置換体であった。この結果もまた，フェノキシラジカルの共鳴安定化に寄与しやすい構造であるほど高活性であることを支持した。

　ムラサキサツマイモ色素 YGM 類の抗酸化性は図7-3のように YGM-3＞YGM-6＞YGM-5a ≒ YGM-5bの順であり，B-環にカテコール構造を持つシアニジンタイプの YGM-3のほうが，ペオニジンタイプの YGM-5b，-5a，-6より活性が高いことが確認できた。また，結合芳香族有機酸の活性増強効果は Fr＞HBの順であり，遊離の芳香族有機酸と同順序であった。ムラサキヤムイモ色素の抗酸化性は図7-3のようにアラタニンC＞アラタニンBの順であった。アラタニンCはシナピン酸（Si）を1分子しか持たないにもかかわらず，シナピン酸を2分子持つアラタニンBより活性が高かった。アラタニンB

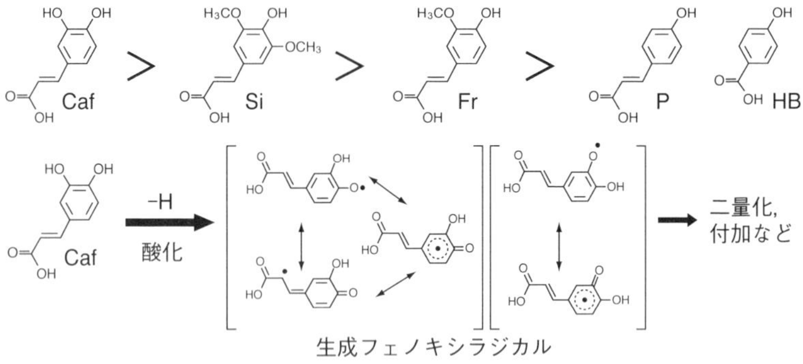

(a) 芳香族有機酸の抗酸化性

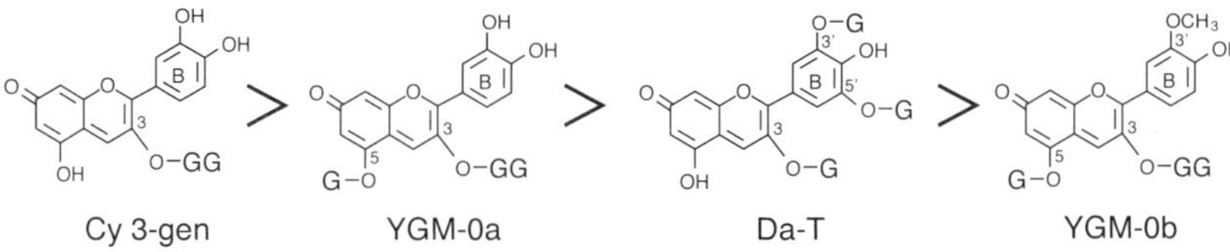

Caf > Si > Fr > P > HB

Caf —-H 酸化→ [生成フェノキシラジカル] → 二量化, 付加など

(b) 非および脱アシル化アントシアニンの抗酸化性

Cy 3-gen > YGM-0a > Da-T > YGM-0b

図7-4 芳香族有機酸とアシル化されていないアントシアニンの抗酸化性
（G：D-グルコース）

はシアニジンのB-環の3'-OHが糖でふさがっているため，B-環にカテコール構造を持つアラタニンCのラジカル安定化効果が，シナピン酸の分子内増強効果より大きな寄与をすることが判明した。チョウマメ花単離色素の抗酸化性はテルナチンD（T-D）類＞T-B類＞T-A類の順であった（図7-3）。この結果より，テルナチンD2（T-D2：図3-14, p.51）の例のように，3',5'-側鎖の内側のパラクマル酸（P）は分子内会合のため側鎖中に埋もれているため，側鎖末端に位置する（分子内会合の外側に露出している）パラクマル酸数が多いテルナチンD類ほど活性が高いものと説明できた。実際，テルナチン類は溶液中でアグリコン部と側鎖部のパラクマル酸がサンドイッチ型スタッキングにより，強く分子内会合を起こしていることが確認されている。

まとめると，チョウマメ花，紫ヤマイモおよび紫サツマイモなどのポリアシル化アントシアニン類においては，分子内の芳香族有機酸がアグリコンと分子

内会合を起こし，アグリコン部の色調の安定化ばかりでなく，抗酸化活性の増強に大きく関与していることが判明した。また，色素の抗酸化性の強さはアグリコンや芳香族有機酸が生じたフェノキシラジカルを共鳴安定化するカテコール構造を多く持つほど大きかった。テルナチン類は，強い分子内会合のため高い安定性を示すが，抗酸化活性に有効に作用するのは，側鎖末端に位置する芳香族有機酸のみである。これらの事実より色素分子の安定性と抗酸化性に対する結合芳香族有機酸の寄与はやや異なり，安定性と抗酸化性が必ずしも比例するわけではないことが判明した。

このようにチョウマメ花色素およびムラサキヤムイモ色素はムラサキサツマイモ色素と同様に，適度な抗酸化性を持ち，高安定であり，伝統的に利用されていることより安全性の問題は少ないものと考えられることから，多機能性色素の食品素材として期待される。

2．視機能改善作用

(1) 概　　要

近年，老齢人口の増加に伴って視機能の低下および白内障，緑内障，加齢黄斑変性症などの眼疾患が増えてきている。さらに，近年はパソコン，スマートフォン，ファミコン，TVゲームなどの電子端末機器が普及し，それに伴う情報化社会の発展が著しいため，若いうちから目を酷使するようになり，「目のストレス」が高じて，若者層や若い女性たちを中心に視力低下を訴えるケースが急増し，"若年性老眼"という言葉さえ耳にするようになった。眼にトラブルを抱える患者は今後も増え続け，眼疾患が重篤な社会問題と化すことは容易に想像できるため，予防医学の観点から未然に疾患を食い止めることが重要となる。

こうした中で，パソコン用眼鏡やサングラスは，有害な紫外線から眼を保護することで眼疾患発症のリスク低減に役立つと考えられる。一方，日常の食生活管理やサプリメントの活用も有効であり，そうしたニーズに対応する素材と

してブルーベリー（ビルベリー）が注目されており，アイケアサプリメント市場の実に6割を占めている。また，ブルーベリーやカシスなどのアントシアニンはサプリメント，健康志向飲料，健康食品，美容食品，お菓子（アイスクリームやヨーグルト等のトッピングソース，ゼリー，グミなど）に利用され，広く認識されるようになってきた。現在もその市場は年々拡大し続けている。

　ブルーベリーの中の野生種ホワートルベリーに含まれる赤色色素のアントシアニン配糖体（*Vaccinium myrtillus* Anthocyanosides，以下VMA）に生理活性機能があることがわかったのは，英国パイロットが第2次世界大戦中に野生種のブルーベリーのジャムを多量に摂取したところ，「薄明かりの中でも，物がよく見えた」と証言したことに端を発する。

　ブルーベリーの機能性は主にアントシアニンによるものであるが，このアントシアニンを高含有する素材は他にもカシスや黒米，マキベリーなど多数存在する。ブルーベリーに限らず，これらの素材についても眼疾患予防あるいは視機能改善作用に関する研究が報告されている。ブルーベリー（ビルベリー）中には，ペラルゴニジン以外の5種のアグリコンの3位配糖化アントシアニン15種類が含まれている。野生種でのそのおおよその割合は，デルフィニジン系（39％），シアニジン系（29％），ペチュニジン系（15％），マルビジン系（13％），ペオニジン系（4％）となっている。また，アントシアニン含量は果実100 g当たり約400 mgである。

（2）アントシアニンの視機能作用

　アントシアニンには，ものを見るときに働く眼球内部の網膜中のロドプシン（視紅）の再合成を助ける働きがある。ものを見ると，眼に入ってきた映像が網膜に映し出され，網膜にあるロドプシンが分解され電気信号として脳に伝えられることで「ものが見える」と感じる。分解されたロドプシンは瞬時に再合成され，再び光の情報を受け取ることができるようになるが，疲れなどによってロドプシンの再合成能力は衰える。アントシアニンはロドプシンの再合成を助けるため，疲れや年齢からくる眼のショボつきやかすみを予防できるといわ

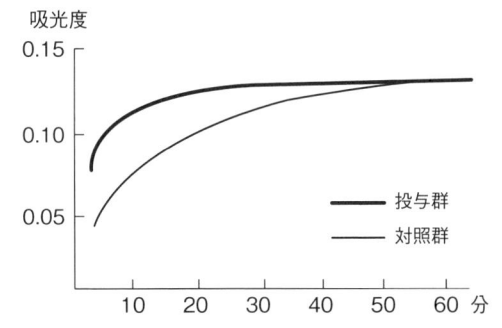

図7—5 アントシアニン（VMA）投与によるロドプシン量の変化
ウサギに160 mg/kgのアントシアニンを静脈注射して暗所でロドプシンの量を調べたもの
Bastide P.: Bull Soc Ophtalmol Fr；1968：68：801-807.

れている。また，これまでに行われた数多くの試験では，夜間視力や疲れ目の改善などの働きが知られている。

　Bastide（バスチド）（1968）はウサギを使った実験で，アントシアニン色素を静脈に注射して，暗い所でロドプシンの量を調べた結果，ブルーベリー野生種のアントシアニン色素（VMA）を投与した場合，ロドプシン量（図7-5の太い線）がすぐさま上昇して，約10分後には暗い所でもすぐに順応した。ロドプシンの再合成が活発になれば，視覚の機能が高まる，夜間の視力がよくなる，視野が広がる，という三つの効果が現れてくる。

　また，カシスはデルフィニジン 3-ルチノシド（46％），デルフィニジン 3-グルコシド（14％），シアニジン 3-ルチノシド（35％），シアジニン 3-グルコシド（5％）の4種類が含まれている。また，ニュージーランド産カシスのアントシアニン含量は果実100g当たり約600mgである。ピントフリーズ現象（例えば，パソコンのモニターなどを凝視しながら作業をしていると，ふと遠くを見たときに，ピントが合わずに視界がかすむこと）状態を改善するなどの働きがあり，カシスアントシアニンが毛様体の緊張を緩和するためといわれている。さらに，ロドプシンの再生に活性を示す成分はシアニジン類であるが，毛様体筋の異常緊張を軽減する有効成分はデルフィニジン類であり，アントンアニンの構造と活性に特異性がみられることも判明した。

146　第7章　アントシアニンは健康を守る

　これまでのアントシアニンの眼疾患予防効果に関した研究により，暗順応改善作用や眼精疲労改善作用，緑内障発症にかかわる網膜神経節細胞障害抑制作用，糖尿病網膜症の発症にかかわる網膜血管新生抑制作用，加齢黄斑変性症の進行に関与する光誘発網膜障害に対する抑制作用，白内障抑制作用などが見いだされている。

　また，臨床研究については，眼精疲労軽減作用や近視の改善，あるいは糖尿病網膜症予防，緑内障予防，白内障予防に対する有効性が報告されている。

　すでに，ブルーベリーエキスはヒトに対する効果に関してもイタリア，フランス，スペイン，韓国，アメリカ，ニュージーランドにおいては，アントシアニン配合体（VMA）の医薬品として承認されており，夜間盲，毛細血管の脆弱，脳血管障害，胃潰瘍の治療に用いられている。一方，わが国においては，動物実験を含めブルーベリーについて臨床および生理学的なデータはほとんどないのが現状である。基礎研究を進展させ，アントシアニンの大規模臨床試験を実施し，ヒトレベルでの有効性評価を行っていくことが今後の課題となるであろう。

　今後，研究が進むと，まだ特定されていないアントシアニン成分が優れた機能を持っていることを見いだす可能性がある。さらに，アントシアニン類の生理的機能や体内動態および各組織部位への作用を適切に評価できる評価系を見い出すことで，眼の酷使がますます心配される今日，分子レベルの研究が進み，優れた視覚機能改善作用を持つアントシアニン類が見いだされてくることを期待したい。

3．糖尿病予防効果

(1) 概　　要

　糖尿病は，血中のグルコースの濃度が高い高血糖値（空腹時血糖126 mg/dL以上，随時血糖値200 mg/dL以上）の状態が持続する病気である。健常者では，食後一時的に血糖値の上昇が起こるが，膵臓より分泌されるインスリンの働き

により，血液中のグルコースが細胞に取り込まれるので，時間の経過とともに血糖値は低下する。糖尿病の患者では，インスリンが分泌されない（1型：インスリン依存型糖尿病）か，あるいは分泌されてもその作用が効きづらく（インスリン抵抗性），結果として血糖値が高いままになっているのである（2型：インスリン非依存型糖尿病）。インスリンの働きが悪いと，細胞はエネルギー供給を断たれることになり，神経系や血管の細胞などに異常が起こり，種々の合併症（神経障害，網膜症，腎症）を生じることになる。さらに動脈硬化を伴う循環器疾患にも影響を与える。わが国の糖尿病の95％以上はこの2型糖尿病である。

　2型糖尿病のリスクを低減するためには，グルコースの吸収を遅らせたり，血糖値を抑えたりする必要がある。ポリフェノールを含んだ食品は，消化酵素であるα-グルコシダーゼ（α-アミラーゼ，スクラーゼ，マルターゼなど）をポリフェノールが阻害することにより，吸収が遅れ，結果として，食後の血糖値の急激な上昇が起こりにくいとされている。ポリフェノール類は，リパーゼやトリプシンの活性をも阻害することが知られているので，非特異的な消化吸収阻害成分である。

（2）アントシアニンの抗糖尿病効果

　アントシアニンが抗糖尿病効果を発揮するかどうかの研究は様々な観点から行われている。2012年にハーバード大学の研究班は代表的なフラボノイドのうちフラボノール，フラバノン，アントシアニンなどが2型糖尿病の発症リスクにどんな影響があるか，20万人以上に対して追跡調査を行い，アントシアニンを豊富に摂取している群で糖尿病の発症リスクが優位に低下していることを明らかにした。また，イギリスの研究（2014）で，フラボンとアントシアニンが2型糖尿病の予防に有効であることが示唆された。2,000人近くの女性の食事中のフラボノイド（フラバノン，アントシアニン，フラバン3-オール，高分子フラボノイド，フラボノール，フラボンなどで，1日平均1.2 g摂取）のデータと血液検査データとの関連を分析したところ，フラボン類やアントシアニン

類を多量に摂取しているグループでは,インスリン抵抗性の低下によって血糖値が良好であった。

　個々のアントシアニン成分の糖尿病予防効果と化学構造との関連の研究として,Tsuda(津田)(2003)らは紫トウモロコシ(シアニジニン 3-グルコシドが主体)を用い,高脂肪食で飼育したマウスで肥満や血糖値の改善効果を検討した結果,ムラサキトウモロコシ色素は高脂肪食で誘発される高血糖やインシュリン抵抗性を改善した。その作用メカニズムとして,アントシアニンが脂肪合成を低下させることを示唆した。

　Grace(グレース)(2010)らはローブッシュブルーベリー高濃度抽出物の血糖値低下作用を報告した。すなわち,ブルーベリーアントシアニンが糖尿病マウスの高血糖症状を緩和し,さらに,単離したアントシアニンのうちマルビジン 3-グルコシドは血糖値低下作用を示すが,デルフィニジン 3-グルコシドは示さないことを見いだした。アントシアニンのわずかな構造の差異でも活性に違いがあることが示された。

(3) 血糖値上昇抑制効果

　Matsui(松井)ら(2001)は,2型糖尿病予防につながる$α$-グルコシダーゼ阻害活性の観点からアントシアニンの糖尿病予防効果を評価した。各種アントシアニン抽出試料につきラット小腸$α$-グルコシダーゼに対する阻害性を検討した結果,特にアカアサガオ花弁色素とムラサキサツマイモ色素が,強いマルターゼ阻害活性を示した。そこで,赤アサガオおよび紫サツマイモより単離した4種類のジアシル化アントシアニンを固定化$α$-グルコシダーゼ阻害活性評価系およびマウス実験にかけた結果,いずれも強いマルターゼ阻害活性を示した。これらのジアシル化アントシアニンは,小腸マルターゼの阻害を通して食後血糖値上昇を抑制することが判明した。また,脱アシル化アントシアニンの阻害活性は顕著に低いことより,カフェ酸やフェルラ酸などによるアシル化は阻害活性の発現に重要であり,それらの3位糖鎖(アシル化ソホロース)部分がその活性発現に重要であることが示唆された。

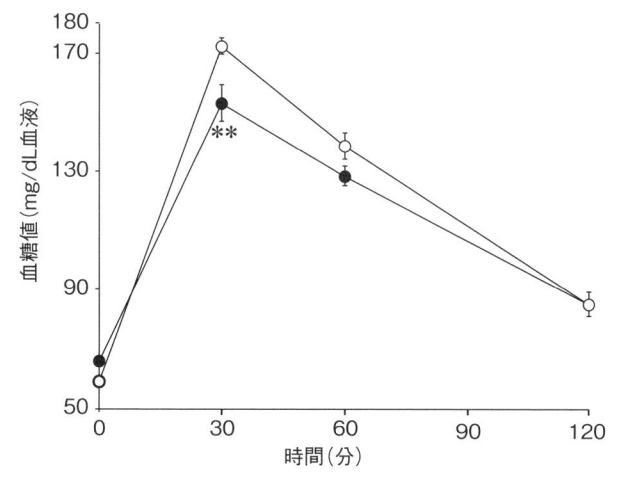

図7-6　SDラットへのマルトース単回経口投与（2 g /kg）後のCS（6-O-カフェオイルソホロース）の血糖値上昇抑制効果
Matsui T. et al : Biosci Biotechnol Biochem 2004 ; 68 ; 2239-2246.
●:CS入り餌　○:コントロール（CSなし餌）；血糖値：平均値± SEM, n = 4, ＊＊: $p<0.01$

　さらに，紅酢中に紫サツマイモアントシアニンの3位糖鎖部に相当するアシル化ソホロース類が見いだされ，その主要な6-O-カフェオイルソホロース（CS）の大量調製が可能になったので，CSのα-グルコシダーゼ阻害による，食後血糖上昇抑制作用を検討した。その結果，ラットに同時に，または事前にCSを投与することにより，マルトース投与後の血糖値の上昇が有意に抑制され（図7-6），その作用はやはり，マルターゼ阻害によって発現していることが明らかとなった。その活性発現要件としてはヒドロキシケイヒ酸がソホロースにアシル化している構造が不可欠であることが確認された。これより，紫サツマイモアントシアニンの3位糖鎖のアシル化ソホロース構造がマルターゼ阻害に不可欠であることも判明した。

4．動脈硬化とフレンチパラドックス

（1）概　要

「アントシアニン」が有名になるきっかけは赤ワインだったとされるが，これは「フレンチパラドックス」といわれてフランス人の謎とされていた。フランスでは，肉やチーズなどの脂肪の多い食事をしていながら，他の国に比べて，コレステロールによる動脈硬化，心筋梗塞が少なかった。この謎が赤ワインの色素にあることが明らかになっている。

植物は，太陽の光で光合成をして，酸素を放出している。また，この過程で成長に必要な炭水化物（エネルギー）を作っている。炭水化物などから自己保護や子孫を残すために用いる「ポリフェノール」を作り出す。ポリフェノールは，昆虫や微生物などの外敵に攻撃されたときに，植物自身を守る「ファイトアレキシン」として働いたり，強い太陽光（紫外線）や過剰の酸素（活性酸素）から防御したりする働きをしていると考えられている。また，子孫を残すために美しく化粧する花の鮮やかな色としても重要である。これは蝶や蜜蜂を呼んで花粉を交配するためである。

アントシアニンを代表とするポリフェノールの健康に対する効果の研究は，①眼の機能に深く関与しているロドプシンの再合成を促進する，②血管の保護効果を示す，③血管の透過性を増強する，④抗潰瘍機能を示す，⑤血液の循環を改善し，動脈硬化を防ぐ，⑥抗炎症作用を示す，⑦抗ウイルス活性を示す，⑧抗がん作用を示す，などのように，様々な作用が報告されているが，これらの機能のほとんどが「抗酸化性」によるものとされている。

（2）動脈硬化の仕組みと予防

動脈硬化を起こす原因としては，高脂血症や高血圧，喫煙，肥満，高尿酸血症（痛風），糖尿病，ストレス，運動不足など様々である。

動脈硬化には，アテローム性動脈硬化（粥状動脈硬化），細動脈硬化，中膜

```
        活性酸素
           │
           ↓
LDLコレステロール ⇒ 酸化LDLコレステロール
                    ↓
        マクロファージによる酸化LDLコレステロール貪食
                    ↓
     マクロファージの泡沫化，破砕 ⇒ 血栓 ⇒ 動脈硬化
```

図7-7　動脈硬化の仕組み

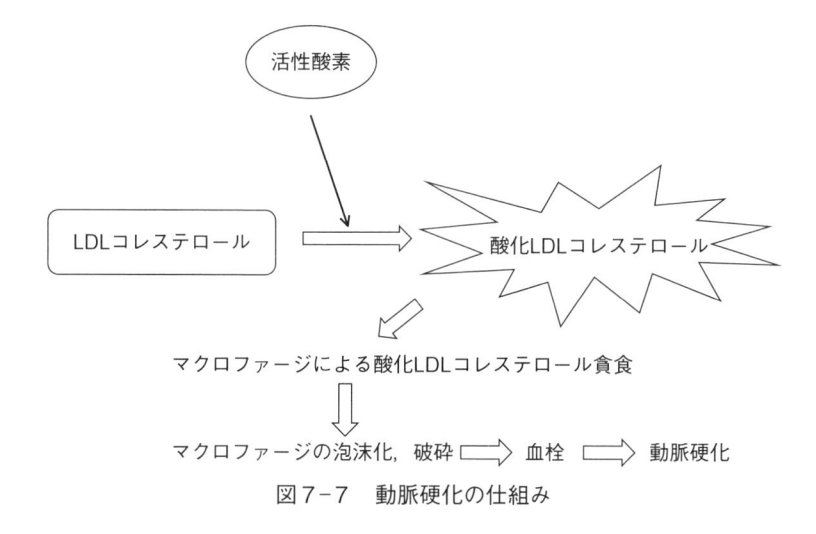

石灰化硬化（メンケベルグ硬化）の3タイプがある。

　アテローム性動脈硬化は，動脈内に粥状のこびりつきが発生して血流を悪くし，血管内でこびりつきが固まって血液の流れを塞ぎ（血栓），臓器への酸素や栄養成分の輸送に障害をもたらすなどの症状を引き起こす。障害の発生した臓器ごとに脳梗塞，心筋梗塞などという。細動脈硬化は，老化などで血管の弾力性がなくなり硬くなる症状である。血圧が高くなるため，血管が破裂しやすく脳卒中を引き起こすなどで知られる。中膜石灰化硬化は，動脈の中膜にカルシウムが蓄積し骨化することで進行する動脈硬化であり，これも血管の破裂を引き起こす。これらの中でアテローム性動脈硬化を，一般的には動脈硬化と呼ぶことが多い。原因については諸説あり詳しい仕組みはよくわかっていないが，有力な説に低密度リポタンパク質（LDL）の関与によるものがある。すなわち，この動脈硬化のメカニズムは，LDLコレステロールと活性酸素の存在によると考えられている。

　図7-7のように，LDLコレステロールが活性酸素によって酸化されると，酸化LDLとなる。一般的にこの酸化LDLを悪玉コレステロールと呼んでいる。酸化LDLはマクロファージ細胞により貪食されるが，マクロファージ内で泡

```
活性酸素  ⇐══════  赤ワイン成分
   ⇓              (アントシアニン，プロアントシアニジンなど)
活性酸素の消去


LDLコレステロール  ══════⇒  変化しない
```

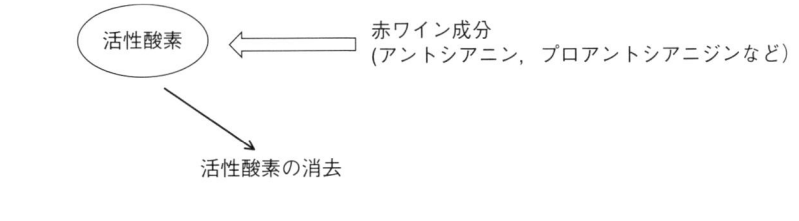

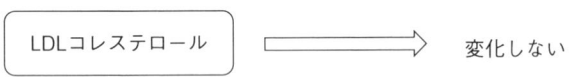

図7-8　赤ワインが動脈硬化を防ぐ仕組み

沫化し，細胞を膨れさせる。やがてマクロファージは細胞破裂を引き起こすが，このマクロファージの死骸はドロドロの粥状となって血管壁にこびりつき，やがて血栓となる。この現象が進行して動脈硬化を発症する。この動脈硬化が冠状動脈に発生すると，虚血状態となって虚血性心疾患となる。

　ヒトの体内には，活性酸素を撃退する酵素（抗酸化酵素：SOD，スーパーオキシドジスムターゼ）があるが，過剰な活性酸素があると対応できない。活性酸素を増やす原因は，環境汚染のような化学物質や過剰な紫外線，喫煙，過度の飲酒，激しい運動などがある。

　アントシアニンのようなポリフェノールは酸化されやすい物質で，自らが酸化されることで活性酸素を除去する。このような物質を「ラジカルスカベンジャー」というが，このような物質が体内に存在することで，生体防御機能で消去しきれなかった余剰の活性酸素を消去してくれる働きを示すとされている。

　「フレンチパラドックス」による動脈硬化の予防は，図7-8のように考えられている。

　ワインに含まれるポリフェノール類（アントシアニン，プロアントシアニジン，タンニン，リスベラトロールなど）が，生体で消去しきれなかった活性酸素と反応し，活性酸素を還元消去する。この結果，LDLは酸化されることなく，悪玉コレステロールの発生が防げられることになる。

　アントシアニンの尿への排泄率は，経口摂取量の0.1～5％程度と報告されている。これは一般的なフラボノイドなどに比べ高い数字である。また，アン

トシアニンは配糖体のまま吸収されて血液に移行するため，動脈硬化の防御に高い活性を示す。さらに，ワインはアルコール飲料のため，血流促進や血管拡張などのアルコールの効果もプラスされると思われている。活性酸素の消去の割合では，同じ銘柄では古い年代の方が高い活性を持つ傾向がある。

5．がん予防効果

(1) 概　　要

　がんは悪性腫瘍，悪性新生物などとも呼ばれる。細胞の遺伝子が変異することで制御されずに増殖を続ける細胞集団である。発生機序については，何らかの原因で遺伝子が変化してしまい，細胞を制御できなくなることで起こるとされる。

　成長・分裂・増殖によって細胞は誕生するが，一定の時期になるとアポトーシス誘導（プログラムされた細胞自殺死）を起こして死滅し，新しい細胞と入れ替わる。これは，老化した細胞を，若く新しい細胞に置き換える制御された現象である。ところが特定の遺伝子に変異が生じると，一連のプロセスが制御できなくなり，無制限の増殖を繰り返す細胞が現れる。発がんは，遺伝子変異，前がん細胞の発生（イニシエーション）とがん化の促進（プロモーション）の3段階で進行すると考えられている。喫煙や環境汚染物質（化学物質），食品加工や調理で生成するヘテロサイクリックアミンなどの発がん性物質，紫外線，放射線，活性酸素などでがん細胞が発生し，活性酸素などの存在でがん化が促進される。

　食品に含まれる成分で発がんを抑制する研究は広く行われているが，その方法は発がんの予防，前がん状態の正常化，がん細胞の除去（細胞死）など様々である。アントシアニンによる発がん抑制は，イニシエーション過程での発がん物質の生成抑制・防御とプロモーション過程での活性酸素消去によるがん化促進の抑制効果などがある。さらに，がん化した細胞に対するアポトーシス誘導を起こさせる効果を示すものも見いだされている。

154　第7章　アントシアニンは健康を守る

表7-2　ジャガイモアントシアニン溶液による胃がん発生抑制率

	腫瘍数/マウス	腫瘍重量(g)/マウス	抑制率(%)
コントロール群（水）	9.6±1.0	0.21±0.02	—
赤ジャガイモ 　アントシアニン溶液（1％）	4.8±0.5	0.11±0.01	47.6
紫ジャガイモ 　アントシアニン溶液（1％）	5.2±0.5	0.13±0.01	38.1

$$胃がん発生抑制率(\%) = 1 - \left(\frac{試料投与群マウス胃がん腫瘍重量}{飼料非投与群マウス胃がん腫瘍重量} \times 100 \right)$$

（2）がん抑制効果

　アントシアニンによるがん抑制効果は，赤キャベツやインゲンマメ，紫トウモロコシなどに見いだされているが，すべて動物実験レベルであり，ヒト試験を行ったものは見られない。

　現在，治療で用いられる抗がん剤の多くは，がん細胞にアポトーシスを起こさせるものである。ジャガイモのアントシアニンをヒト胃がん細胞の培養液に添加すると，ヒト胃がん細胞にアポトーシス誘導が起こり，がん細胞が死滅する（口絵4）。

　さらに，α-ベンゾピランで胃壁を前がん状態にしたマウスにジャガイモアントシアニン溶液を飲ませると，発がんが4割から5割程度抑制された（表7-2）。また，蒸した赤，紫ジャガイモを前がんマウスに食べさせると，ほぼ同程度の率で発がんを抑制した。

　ジャガイモのアントシアニンは，インフルエンザウイルスA型，B型に対するウイルス感染の抑制能力を有し，その効果は非常に少ない濃度で見られ，中性から酸性の条件ではpHにほとんど左右されない特異的なものである。ジャガイモのアントシアニンは，非常に強い抗酸化性を有するが，この能力が様々な機能に影響しているとも考えられている。

6. メタボリックシンドローム予防

(1) 概　　要

　メタボリックシンドローム（内臓脂肪症候群）とは，「飽食と機械文明，車社会の中で必然的に起こる内臓脂肪の蓄積と，それを基盤にしたインスリン抵抗性および糖代謝異常，脂質代謝異常，高血圧を複数合併するマルチプルリスクファクター症候群で，動脈硬化になりやすい病態」である。診断基準は，腹囲が男性85 cm以上，女性は90 cm以上の状態もしくはBMIが25以上であり，高血圧（収縮期血圧が130 mmHg，拡張期血圧が85 mmHg以上），高血糖（空腹時の血糖値が110 mg/dL以上），脂質異常（中性脂肪値が150 mg/dL以上もしくは善玉（HDL）コレステロール値が40 mg/dL未満）のうちいずれか2つ以上を併わせ持った状態とされている。各種アントシアニン成分あるいはアントシアニン抽出物には，肥満，高血糖，脂質異常あるいは高血圧を緩和する効果が報告されている。

(2) 抗高血圧作用

　紫サツマイモ「アヤムラサキ」から調製したアントシアニン含有物は，高血圧自然発症ラット（SHR）による単回投与試験および長期投与試験において，有意に血圧上昇を抑制した。ブルーベリーを摂取したSHRにおいても血圧上昇が抑制された。血圧上昇に関与するアンジオテンシン変換酵素（ACE）の活性が減少しており，ブルーベリーアントシアニンのACE阻害活性が血圧上昇抑制作用に影響していることが示唆された。

(3) 抗肥満・抗糖尿病・抗脂質異常症作用

1）酵素阻害活性

　α-グルコシダーゼ阻害剤は糖の分解を阻害し，食後血糖値の上昇を抑えるため，糖尿病の医薬品として利用される。また，阻害活性を有する食品は"血

糖値が気になる方に適する"特定保健用食品として販売されている。紫サツマイモ「アヤムラサキ」から単離されたジアシル化アントシアニン YGM-6 は α-グルコシダーゼ（マルターゼ）阻害活性を有し，マルトースを摂取した Sprague-Dawley（SD）ラットの食後血糖値の上昇を抑制した。YGM-6 はスクラーゼの阻害活性はなく，スクロースを摂取した SD ラットでは食後血糖値の上昇は抑制しなかった。

2）インスリン分泌促進作用

　インスリンは膵臓の β 細胞から分泌され，食後に増加した糖を肝臓や全身の細胞に取り込み，肝臓で糖の合成を抑制することで血糖値を適正に調節している。糖尿病は，インスリンの分泌不全やインスリンの効きが悪いインスリン抵抗性に起因している。アントシアニン成分のインスリン分泌促進能が報告されている。シアニジン 3-グルコシドやデルフィニジン 3-グルコシドは β 細胞のインスリン分泌を促進した。インスリン分泌促進能は動物実験でも確認されており，ストレプトゾトシン誘導糖尿病ラットにおいて，ペラルゴニジンやクロダイズ種皮抽出物は上昇した血糖値を正常化し，血清中インスリン濃度を改善した。クロダイズ種皮抽出物を摂取したラットでは血中中性脂肪レベルも低下した。

3）インスリン抵抗性の改善作用

　メタボリックシンドロームは，脂肪細胞から産生され脂肪代謝や糖代謝を円滑にする働きを持つ生理活性物質であるアディポサイトカインの分泌異常が大きく関係している。すなわち，肥満により肥大した脂肪細胞においては，アディポネクチンやレプチン等のアディポサイトカインの分泌異常が起こり，インスリン抵抗性が惹起される。そのため，高血糖や脂質異常の状態となり，ひいては動脈硬化の危険性も高まる。ヒト脂肪細胞にシアニジンまたはシアニジン 3-グルコシドを作用させると，アディポネクチンの遺伝子発現が上昇し，血栓形成促進因子であるプラスミノーゲン活性化因子阻害剤（plasminogen actirator inhibitor-1：PAI-1）とインターロイキン-6（Interleukin-6：IL-6）の発現が減少した。アディポネクチンはインスリンの働きを高める作用があ

り，PAI-1とIL-6は肥満や2型糖尿病におけるインスリン抵抗性への関与が示唆されている。黒米抽出物は，フルクトースを与えて脂質異常症と高インスリン血症になったラットのインスリン抵抗性と脂質異常症を改善した。アントシアニン高含有ビルベリー抽出物は，2型糖尿病モデルマウスにおいて，AMP活性化プロテインキナーゼ（AMPK）の活性化により，血糖値を減少させ，インスリン感受性を増加させた。AMPKの活性化とともに，白色脂肪細胞や骨格筋細胞において，グルコースの取り込みを促進するグルコーストランスポーター4（GLUT4）の発現が上昇し，肝臓においてグルコース合成と脂質含量が減少した。以上より，アントシアニンはアディポサイトカインの分泌異常の改善，AMPKの活性化，GLUT4の発現上昇などにより，インスリン抵抗性を緩和することが期待される。

4）ヒト介入試験およびコホート研究

　アントシアニンを多く含むアロニア（バラ科のベリー類の小果樹）抽出物を2ヶ月間摂取したメタボリックシンドロームの患者において，血圧，中性脂肪，LDLコレステロールが有意に低下した。ブルーベリーの凍結乾燥粉末を摂取した肥満患者においても，高血圧やインスリン抵抗性が改善された。アメリカ合衆国で行われた前向きコホート研究において，アントシアニンを多く摂取した人は，2型糖尿病の発症リスクが低かった。紫ジャガイモを摂取した高血圧患者は，空腹時血糖値，脂質，HbA1c（ヘモグロビン・エイワンシー）を上昇させることなく，最高血圧が平均4.3％，最低血圧が平均3.5％減少した。以上のことより，アントシアニンのメタボリックシンドロームに対する効果がヒト試験でも確認され始めている。

7. 肝機能障害軽減作用

(1) 概　　要

　肝臓はアルコールや薬物など有害物質の解毒作用，糖，脂肪，タンパク質の代謝，胆汁の生成・分泌などを行う重要な臓器である。肝機能に障害が起きると，肝細胞に存在する酵素である AST（GPT），ALT（GOT），γ-GTP などが血液中に漏れ出すため，これらの数値が肝機能障害の指標となる。肝機能障害が進行すると，肝炎，肝硬変，肝臓がんなどに進行する危険性がある。

(2) 紫サツマイモによる肝機能障害軽減作用

　須田らは，紫サツマイモ「アヤムラサキ」を原料にした高アントシアニンサツマイモ含有ジュース（紫サツマイモジュース）を調製し，四塩化炭素で誘起したラットの肝障害に対する軽減効果を調べた。ラットに紫サツマイモジュースをあらかじめ摂取させた後，四塩化炭素を処理すると，ジュースを飲んでいないラットと比べて血清中のGOT，GPT，乳酸脱水素酵素（LDH），TBA反応物質，および肝臓中の TBA 反応物質，酸化タンパクレベルが低下し，肝障害軽減作用が確認された。

　さらに，肝機能要注意者および健常者を対象にして，紫サツマイモジュースの肝障害軽減効果について検討した。紫サツマイモジュースを44日間飲用した被験者において，γ-GTP，GOT，GPT 等の肝機能指標は，ジュース飲用前に高値のグループほどジュース飲用後に低下する傾向が見られた。特に，肝機能要注意と指摘されてから5年未満の者が多かった。

　Hwang らは，紫サツマイモから抽出したアントシアニン画分の肝障害軽減作用および肝臓脂質代謝について，高脂肪食を摂取させた肥満マウスおよび HepG 2肝細胞において検討した。アントシアニン画分は，肥満マウスの体重，肝臓重量，血清中 AST，ALT および血糖値の上昇を抑制した。また，肝臓中の中性脂肪と総コレステロール含量の上昇も抑制した。アントシアニン画分

は，AMPKとアセチルCoAカルボキシラーゼを活性化し，脂質代謝にかかわるタンパク質（ステロール調節エレメント結合タンパク質1（SREBP-1），脂肪酸合成酵素（FAS））の発現を調節することで，脂質合成を抑制していることが示唆された。

(3) 紫・赤ジャガイモによる肝臓保護作用

Hanら（2006年）は，紫および赤ジャガイモ抽出物の肝臓保護作用を報告した。ラットに紫ジャガイモ抽出物を与えた後，D-ガラクトサミンを処理すると，紫ジャガイモ抽出物を与えていないラットと比べて，血清中のTumor necrosis factor alpha（TNF-α），LDH，ALT，ASTレベルが低下した。また，紫ジャガイモ抽出物を摂取したラットでは，D-ガラクトサミンによって増加する肝臓の過酸化脂質含量を低下させ，D-ガラクトサミンによって低下するグルタチオン含量を増加した。以上より，紫ジャガイモ抽出物は，D-ガラクトサミンによって発生するフリーラジカルによる脂質の過酸化を防ぐことによって，肝臓保護作用を発揮すると示唆された。赤ジャガイモ抽出物でも同様な作用が認められた。大場ら（2007年）も，紫および赤ジャガイモフレークのアセトアミノフェンで誘起したラットの肝障害に対する保護作用を報告している。

8. その他の健康機能性

(1) 抗ウイルス活性

赤ジャガイモ「インカレッド」から抽出したアントシアニンはインフルエンザウイルスA型およびB型の増殖抑制作用を示した。赤ジャガイモに含まれるアントシアニンはペラルゴニジン 3-パラクマロイルラムノシルグルコシド-5-グルコシド（ペラニン）であるが，ペラニン標品より赤ジャガイモアントシアニンの方が高活性であった。このことより，ペラニン以外の成分も抗インフルエンザ活性に寄与していると思われた。作用機構の解明にはさらなる研究が必

要である。

　黒カリン（黒すぐり）抽出物は，インフルエンザウイルスA型，B型および単純ヘルペスウイルス1型，2型および水痘・帯状疱疹ウイルスに対する阻害活性を示した。黒カリン抽出物をクロマトグラフィーにより分画して調べたところ，アントシアニンはシアニジン 3-ラムノシルグルコシド-5-グルコシド，デルフィジン 3-ラムノシルグルコシド，デルフィジン 3-グルコシドが含まれる画分はインフルエンザウイルスA型とB型の阻害活性を示した。

（2）抗神経障害活性

　アセチルコリンは脳の神経伝達物質の一つで，アルツハイマー型認知症では，脳内のアセチルコリン活性が低いといわれている。コリンエステラーゼ阻害薬は，アセチルコリンを分解する酵素（アセチルコリンエステラーゼ）を阻害し，脳内のアセチルコリン濃度を高める働きをする。ブドウ果皮アントシアニンはアセチルコリンエステラーゼ阻害活性を示した（IC_{50}：363.61 $\mu g/mL$）。

　24種のポリフェノール化合物の抗コリンエステラーゼ活性を調べたところ，アントシアニジン（シアニジン，デルフィニジン，ペラルゴニジン）は，フラボンやフラボノールとともに高い抗アセチルおよび抗ブチル-コリンエステラーゼ阻害活性を示した。

　これらの報告から，アントシアニンまたはアントシアニン含有物はアルツハイマー型認知症のような神経障害に有効な成分として期待がかかる。

（3）抗アレルギー活性

　アレルギー症状は，免疫担当細胞の一つであるヘルパーT細胞の異常が大きく関係している。アトピー性皮膚炎はヘルパーT細胞のTh1とTh2細胞のアンバランスが大きく関与する。クロマメノキ（アサマブドウ）のポリフェノールとアントシアニン混合物のアトピー性皮膚炎に対する効果が検証された。ジニトロクロロベンゼンで誘起したアトピー性皮膚炎モデルマウスにケルセチンとシアニジン 3-グルコシドを摂取すると，皮膚炎の症状や耳の肥厚や引っ掻

き行動を抑制した。皮膚の厚みや炎症細胞の数も減少した。また，混合物を摂取したマウスでは血清中 IgE が容量依存的に減少し，脾臓において Th2/Th1 比率，Th2サイトカイン（IL-4，IL-13），Th1サイトカイン（IFN-γ や IL-12）が減少した。シアニジン 3-グルコシドは，EL-4 T細胞において転写レベルで Th2サイトカインを抑制していることも明らかになっている。

アントシアニン

略　記　号	正　式　名
5MCy	5-methylcyanidin
6OHCy	6-hydroxycyanidin
6OHDp	6-hydroxydelphinidin
Au	aurantinidin
Cp	capensinidin
Cy	cyanidin
Cy 3-ara	cyanidin 3-arabinoside
Cy 3-Ma・glc	cyanidin 3-malonylglucoside
Cy 3-diMa・glc	cyanidin 3-dimalonylglucoside
Cy 3-sam	cyanidin 3-sambubioside
Cy 3-sam-5-glc	cyanidin 3-sambubioside-5-gluccoside
Cy 3-rut	cyanidin 3-rutnoside
Cy 3-xyl	cyanidin 3-xyloside
Cy 3-xyl・rut	cyanidin 3-xylosylrutinoside
Cy 3-xyl・glc	cyanidin 3-xylosylglucoside
Cy 3-Si・xyl・glc・gal	cyanidin 3-sinapoylxylosylglucosylgalactoside
Cy 3-Fr・xyl・glc・gal	cyanidin 3-feruloylxylosylglucosylgalactoside
Cy 3-pC・sop-5-Ma・glc	cyanidin 3-*p*-coumaroylsophoroside-5-mmalonylglucoside
Cy 3-Fr・sop-5-Ma・glc	cyanidin 3-feruloylsophoroside-5-malonylglucoside
Cy 3-Caf・Fr・sop-5-glc	cyanidin 3-caffeoylferuloylsophoroside-5-glucoside
Cy 3-Caf・HB・sop-5-glc	cyanidin 3-caffeoyl-*p*-hydroxybenzoylsophoroside-5-glucoside
Cy 3-Caf・sop-5-glc	cyanidin 3-caffeoylsophoroside-5-glucoside
Cy 3-diCaf・sop-5-glc	cyanidin 3-dicaffeoylsophoroside-5-glucoside
Cy 3, 5-diglc	cyanidin 3,5-diglucoside
Cy 3, 3'-diSi・gen	cyanidin 3,3'-disinaopylgentiobioside
Cy 3-Fr・sop-5-glc	cyanidin 3-feruloylsophoroside-5-glucoside
Cy 3-gen	cyanidin 3-gentiobioside
Cy 3-Si・gal	cyanidin 3-sinapoylgalactoside
Cy 3-gen	cyanidin 3-gentiobioside
Cy 3-glc	cyanidin 3-glucoside
Cy 3-glc・rut	cyanidin 3-glucosylrutinoside
Cy 3-pC・glc, 5-glc	cyanidin 3-*p*-coumaroylglucoside-5-glucoside
Cy 3-pC・glc-5-Ma・glc	cyanidin 3-*p*-coumaroylglucoside-5-malonylglucoside
Cy 3-pC・sop-5-glc	cyanidin 3-*p*-coumaroylsophorside-5-glucoside
Cy 3-rha・glc	cyanidin 3-rhamnosylglucoside
Cy 3-Si・gen	cyanidin 3-sinapoylgentiobioside
Cy 3-Si-sop-5-glc	cyanidin 3-sinapoylsophroside-5-glucoside
Cy 3-sop	cyanidin 3-sophoroside
Cy 3-sop-5-glc	cyanidin 3-sophoroside-5-glucoside
Dp	delphinidin
Dp 3-ara	delphinidin 3-arabinoside

の 略 記 号

カタカナ表記	慣用名（英名）
5-メチルシアニジン	
6-ヒドロキシシアニジン	
6-ヒドロキシデルフィニジン	
オーランチニジン	
カペンシニジン	
シアニジン	
シアニジン 3-アラビノシド	
シアニジン 3-マロニルグルコシド	
シアニジン 3-ジマロニルグルコシド	
シアニジン 3-サンブビオシド	
シアニジン 3-サンブビオシド-5-グルコシド	
シアニジン 3-ルチノシド	
シアニジン 3-キシロシド	
シアニジン 3-キシロシルルチノシド	
シアニジン 3-キシロシルグルコシド	
シアニジン 3-シナポイルキシロシルグルコシルガラクトシド	
シアニジン 3-フェルロイルキシロイルグルコシルガラクトシド	
シアニジン 3-パラクマロイルソホロシド-5-グルコシド	
シアニジン 3-フェルロイルソホロシド-5-グルコシド	
シアニジン 3-カフェオイルフェルロイルソホロシド-5-グルコシド	YGM-3
シアニジン 3-カフェオイルパラヒドロキシベンゾイルソホロシド-5-グルコシド	YGM-1a
シアニジン 3-カフェオイルソホロシド-5-グルコシド	YGM-2
シアニジン 3-ジカフェオイルソホロシド-5-グルコシド	YGM-1b
シアニジン 3,5-ジグルコシド	シアニン（cyanin）
シアニジン 3,3'-ジシナピポイルゲンチオビオシド	
シアニジン 3-フェルロイルソホロシド-5-グルコシド	
シアニジン 3-ゲンチオビオシド	
シアニジン 3-ガラクトシド	イデイン（idein）
シアニジン 3-シナポイルゲンチオビオシド	アラタニンC（alatanin C）
シアニジン 3-グルコシド	クリサンテミン（chrysanthemin）, クロマニン（kuromanin）
シアニジン 3-グルコシルルチノシド	
シアニジン 3-パラクマロイルグルコシド-5-グルコシド	シソニン（shisonin）
シアニジン 3-パラクマロイルグルコシド-5-マロニルグルコシド	マロニルシソニン（malonylshisonin）
シアニジン 3-パラクマロイルソホロシド-5-グルコシド	
シアニジン 3-ラムノシルグルコシド	ケラシアニン（keracyanin）
シアニジン 3-シナポイルゲンチオビオシド	
シアニジン 3-シナポイルソホロシド-5-グルコシド	
シアニジン 3-ソホロシド	メコシアニン（mecocyanin）
シアニジン 3-ソホロシド-5-グルコシド	
デルフィニジン	
デルフィニジン 3-アラビノシド	

略 記 号	正 式 名
Dp 3-gal	delphinidin 3-galactoside
Dp 3,5-diglc	delphinidin 3,5-diglucoside
Dp 3-glc	delphinidin 3-glucoside
DP 3-pC·glc-5-Ma·glc	delphinidin 3-*p*-coumaroyl glucoside-5-malonylglucoside
Dp 3-pC·rut-5-glc	delphinidin 3-*p*-coumaroyl rutinoside-5-glucoside
Dp 3-pC·rha·glc	delphinidin 3-*p*-coumaroyl rhamnosyl glucoside
Dp 3-pC·glc-5-glc	delphinidin 3-*p*-coumaroyl glucoside-5-glucoside
Eu	europinidin
Hs	hirsutidin
Lt	luteolinidin
Mv	malvidin
Mv 3-ara	malvin 3-arabinoside
Mv 3,5-diglc	malvidin 3,5-diglucoside
Mv 3-gal	malvin 3-galactoside
Mv 3-glc	malvin 3-glucoside
Pg	pelargonidin
Pg 3-gal	pelargonidin 3-galactoside
Pg 3, 5-diglc	pelargonidin 3,5-diglucoside
Pg 3-diglc-5-glc	pelargonidin 3-diglucoside-5-glucoside
Pg 3-glc	pelargonidin 3-glucoside
Pg 3-rut-5-glc	pelargonidin 3-rutinoside-5-glucoside
Pg 3-sop	pelargonidin 3-sophoroside
Pg 3-pC·glc-5-diMa·glc	pelargonidin 3-*p*-coumaroylglucoside-5-dimalonylglucoside
Pg 3-pC·glc-5-diglc	pelargonidin 3-*p*-coumaroylglucoside-5-diglucoside
Pg 3-pC·rut-5-glc	pelargonidin 3-*p*-coumaroylrutinoside-5-glucoside
Pg 3-pC·diglc-5-glc	pelargonidin 3-*p*-coumaroyldiglucoside-5-glucoside
Pl	puchellidin
Pn	peonidin
Pn 3-glc	peonidin 3-glucoside
Pn 3-rut	peonidin 3-rutinoside
Pn 3-rut-5-glc	peonidin 3-rutinoside-5-glucoside
Pn 3-Fr·rut-5-glc	peonidin 3-feruloylrutinoside-5-glucoside
Pn 3-Caf·Fr·sop-5-glc	peonidin 3-caffeolyferuloylsophoroside-5-glucoside
Pn 3-Caf·HB-5-glc	peonidin 3-caffeoly-*p*-hydroxybenzoylsophoroside-5-glucoside
Pn 3-Caf·sop-5-glc	peonidin 3-caffeoylsophoroside-5-glucoside
Pn 3-diCaf·sop-5-glc	peonidin 3-dicaffeolysophoroside-5-glucoside
Pn 3,5-diglc	peonidin 3,5-diglucoside
Pn 3-sop-5-glc	peonidin 3-sophoside-5-glucoside
Pt	petunidin
Pt 3,5-diglc	petunidin 3,5-diglucoside
Pt 3-pC·rut-5-glc	petunidin 3-*p*-coumaroylrutinoside-5-glucoside
Rs	rosinidin
Tr	tricetinidin
Ap	apigeninidin

カタカナ表記	慣用名（英名）
デルフィニジン 3-ガラクトシド	エンペトリン（empetrin）
デルフィニジン 3,5-ジグルコシド	デルフィン（delphin）
デルフィニジン 3-グルコシド	ミルチリン-a（myrtillin-a）
デルフィニジン 3-パラクマロイルグルコシド-5-マロニルグルコシド	マロニルアオバニン（malonylawobanin）
デルフィニジン 3-パラクマロイルルチノシド-5-グルコシド	ナスニン（nasunin）
デルフィニジン 3-パラクマロイルラムノシルグルコシド	ビオラニン（violanin）
デルフィニジン 3-パラクマロイルグルコシド-5-グルコシド	アオバニン（awobanin）
ユウロピニジン	
ヒルスチジン	
ルテオリニジン	
マルビジン	
マルビジン 3-アラビノシド	
マルビジン 3,5-ジグルコシド	マルビン（malvin）
マルビジン 3-ガラクトシド	ウリギノシン（uliginosin）
マルビジン 3-グルコシド	
ペラルゴニジン	
ペラルゴニジン 3-ガラクシド	
ペラルゴニジン 3,5-ジグルコシド	ペラルゴニン（pelergonin）
ペラルゴニジン 3-ジグルコシド-5-グルコシド	ラファヌシン（rephanusin）
ペラルゴニジン 3-グルコシド	カリステフィン（callistephin）
ペラルゴニジン 3-ルチノシド-5-グルコシド	
ペラルゴニジン 3-ソホロシド	
ペラルゴニジン 3-パラクマロイルグルコシド-5-ジマロニルグルコシド	モナルジン（monardin）
ペラルゴニジン 3-パラクマロイルグルコシド-5-ジグルコシド	
ペラルゴニジン 3-パラクマロイルルチノシド-5-グルコシド	ペラニン（pelanin）
ペラルゴニジン 3-パラクマロイルジグルコシド-5-グルコシド	ラファニン（raphanin）
プルケリジン	
ペオニジン	
ペオニジン 3-グルコシド	オキシコクシアニン（oxycoccicyanin）
ペオニジン 3-ルチノシド	
ペオニジン 3-ルチノシド-5-グルコシド	
ペオニジン 3-フェルロイルルチノシド-5-グルコシド	
ペオニジン 3-カフェオイルフェルロイルソホロシド-5-グルコシド	YGM-6
ペオニジン 3-カフェオイルパラヒドロキシベンゾイルソホロシド-5-グルコシド	YGM-5a
ペオニジン 3-カフェオイルソホロシド-5-グルコシド	YGM-5b
ペオニジン 3-ジカフェオイルソホロシド-5-グルコシド	YGM-4b
ペオニジン 3,5-ジグルコシド	ペオニン（peonin）
ペオニジン 3-ソホロシド-5-グルコシド	
ペチュニジン	
ペチュニジン 3,5-ジグルコシド	ペチュニン（petunin）
ペチュニジン 3-パラクマロイルルチノシド-5-グルコシド	ペタニン（petanin）
ロシニジン	
トリセチニジン	
アピゲニニジン	

アントシアニンに結合している糖類

略号 (Symble)	慣用名 (trivial name)	カタカナ表記	別名	構造
単糖類				
glc	D-glucose	グルコース	ブドウ糖・デキストロース	
gal	D-galactose	ガラクトース	脳糖	
rha	L-rhamnose	ラムノース	6-デオキシマンノース, マンノメチロース	
xyl	D-xylose	キシロース	木糖	
ara	L-arabinose	アラビノース	ペクチノース	
2糖類				
rut	rutinose	ルチノース		6-α-L-rhamnosyl-D-glucose
sop	sophorose	ソホロース		2-β-D-glucosyl-D-glucose
sam	sambubiose	サンブビオース		2-β-D-xylosyl-D-glucose
gen	gentiobiose	ゲンチオビオース		6-β-D-glucosyl-D-glucose
lam	laminaribiose	ラミナリビオース		3-β-D-glucosyl-D-gluocose
lat	lathyrose	ラチロース		2-β-D-xylosyl-D-galactose
rob	robinobiose	ロビノビオース		6-α-L-rhamnosyl-D-galactose
3糖類		2G-グルコシルルチノース		
		キシロシルルチノース		
		ゲンチオトリオース		
ウロン酸類				
galU	D-galacturonic acid	ガラクツロン酸		
glcU	D-glucuronic acid	グルクロン酸		

アントシアニンに結合している有機酸

略　　号 (Symble)	慣　用　名 (Trivial name)	カタカナ表記
芳香族有機酸類 （フェノールカルボン酸類）		
1．安息香酸系		
HB	p-hydroxybenzoic acid	パラヒドロキシ安息香酸
2．桂皮酸系		
Ci	cinnamic acid	桂皮酸
P または pC	p-coumaric acid	パラクマル酸
Caf	caffeic acid	カフェ酸（コーヒー酸）
Fr	ferulic acid	フェルラ酸
Si	sinapic acid	シナピン酸
脂肪酸有機酸類 （カルボン酸類）		
Ac	acetic acid	酢酸
Ma	malonic acid	マロン酸
M	malic acid	リンゴ酸
Ox	oxalic acid	シュウ酸
Su	succinic acid	コハク酸
Q	quinic acid	キナ酸
T	tartaric acid	酒石酸
S	shikimic acid	シキミ酸
フェノールカルボン酸誘導体		
Ca （別表記　5-Caf・Q）	chlorogenic acid	クロロゲン酸 （別名　5-カフェイルキナ酸）

参考文献

・片山脩，田島眞共著：光琳選書② 食品と色，光琳，2003.
・斎藤進編著：食品色彩の科学，幸書房，1997.
・藤井正美監修，清水孝重，中村幹雄著：食用天然色素，光琳，1993.
・服部静夫，下郡山正巳共著：生体色素，朝倉書店，1967.
・鎌田栄基，片山脩共著：食品の色，光琳，1965.
・林孝三編：植物色素―実験・研究への手引き―，養賢堂，1988.
・大庭理一郎，五十嵐喜治，津久井亜紀夫編著：アントシアニン―食品の色と健康―，建帛社，2000.
・植物色素研究会編：植物色素研究法，大阪公立大学共同出版会（OMUP），2004.
・ビルベリーエキス食品 品質規格基準，日本健康・栄養食品協会，2009.
・武田幸作，齋藤規夫，岩科司編：植物色素フラボノイド，文一総合出版，2013.
・小原哲二郎，細谷憲政監修：簡明食樹林，樹村房，1985.
・日本栄養・食糧学会編：食糧学データハンドブック，同文書院，2006.
・田宮信雄，八木達彦訳：コーン・スタンプ生化学，東京化学同人，1988.
・Eskin, N.A.M.著，川村信一郎訳：植物性食品の色素・香味・組織，―その化学と生化学―，医歯薬出版，1983.
・津田孝範，須田郁夫，津志田藤二郎編著：アントシアニンの科学―生理機能・製品開発への新展開―，建帛社，2009.
・中林敏郎，並木満夫，松下雪郎編：食品の品質と成分間反応，講談社サイエンティフィク，1990.
・堀田満編集代表：世界有用植物事典，平凡社，2002.
・日本育種学会編：植物育種学辞典，培風館，2005.
・朝倉治彦，樋口英雄，安藤菊二，丸山信編：事物起源辞典 衣食住編，東京堂出版，2005.
・別冊フードケミカル―10 食品着色料総覧，食品化学新聞社，2008.
・日本果樹種苗協会編：特産くだもの―ハスカップ，スグリ，キイチゴ―，日本果樹種苗協会，1996.
・バーバラ・サンティッチ，ジェフ・ブライアント編，山本紀夫監訳：世界の食用植物文化図鑑，柊風舎，2010.
・森下昌三：イチゴの基礎知識：生態と栽培技術（農業の知識シリーズ），誠文堂，2014.
・宮澤孝幸，田尻勝博：新特産シリーズ プルーン，農村漁村文化協会，2004.
・「日本の食生活全集 富山」編集委員会 代表堀田良：日本の食生活全集16 聞き書 富山の食事，農村漁村文化協会，1989.

参 考 文 献　　169

- 「日本の食生活全集　神奈川」編集委員会　代表遠藤登：日本の食生活全集14　聞き書　神奈川の食事，農村漁村文化協会，1992.
- 小川正巳，猪谷富雄共著：赤米の博物誌，大学教育出版，2008.
- 猪谷富雄著：新特産シリーズ　赤米・紫米・香り米，農村漁村文化協会，2000.
- 御座候：あずきミュージアム展示図書，2010.
- 農村漁村文化協会：地域食材大百科（第1巻　穀類，いも，豆類，種実），農村漁村文化協会，2010.
- 日仏料理協会編集：フランス　食の事典（普及版），白水社，2007.
- 前田勇：江戸語の辞典，講談社学術文庫，1979.
- 渡邉信一郎：江戸の庶民が拓いた食文化，三樹書房，1996.
- 小倉孝幸，小松崎剛，畑江敬子：日本料理　行事・仕来り大事典　用語編，プロスター，2003
- 藤枝國光：野菜の起源と分化，九州大学出版会，1993.
- 岡田早苗監修：無塩の漬物　木曽すんき，木曽すんき研究会，2014.
- 木村進，中林敏郎，加藤博通編著：食品の変色とその化学，光琳，1995.
- 井上正康：活性酸素と医食同源，共立出版，1996.
- 清水健一：ワインの科学，講談社，1999.
- 髙宮和彦，大澤和彦，グュエン・ヴァン・チュエン，篠原和毅，寺尾純二編：色から見た食品のサイエンス，サイエンスフォーラム，2004.
- 西川研次郎監修：食品機能性の科学，産業技術サービスセンター，2008.

- Harborne J.B.：The Flavonoids — Advances in Reserch since 1986 —，Chapman and Hall, London, 1994.
- EFSA(European Food Safety Authority)：Scientific Opinion on the re-evaluation of anthocyanins (E 163) as a food additive, The EFSA Journal 2013；11(4)；3145.
- Anderson O.M., Markham K.R.(ed)：Flavonoids：Chemistry, Biochemistry and Applications, CRC Press, Boca Raton, FL, 2006.
- Mazza G., Miniati E.：Anthocyanins in Fruits, Vegetables, and Grains. CRC Press, Boca Raton, 1983.
- Harborne J.B. (ed)：The Flavonoids—Advances in Research since1980—, Chapman and Hall, London, 1988.
- Harborne J.B. (ed)：Phytochemical Methods, Chapman and Hall, London, 1973.
- Markakis P. (ed)：Anthocyanins as Food Colors, Academic Press, New York, 1982.
- Waterhouse A.L., Kennedy J.A. (ed)：Red Wine Color-Exploring The Mysteries.

ACS Symposium Series 886, American Chemical Society, Washington, DC, 2004.

- 森元幸ほか：New Food Industry 2014；56(10)；26-32.
- 品川弘子：日本調理科学会誌 1999；32(4)；367-373.
- 林一也ほか：日本家政学会誌 1997；48；589-596.
- 二木鋭雄：蛋白質核酸酵素臨時増刊 1983；33；2973-2978.
- 石井謙二ほか：栄養学雑誌 1990；48(4)；149-156.
- 中林敏郎：日食工誌 1964；11(11)；469-478.
- 錦織浩治ほか：蛋白質核酸酵素臨時増刊 1988；33(9)；1625-1631.
- 林一也ほか：家政誌 1997；48；437-441.
- 林一也ほか：食科工誌 1998；45；16-20.
- 津久井亜紀夫ほか：New Food Industry 1997；39；33-38.
- 津久井亜紀夫：家政誌 1989；40(1)；15-22.
- 津久井亜紀夫：日本食生活学会誌 1998；9(1)；9-14.
- 後藤俊夫ほか：香料 1991；No.169；71-88.
- 山岸博ほか：園芸学会雑誌 1998；67(4)；526-531.
- 清水孝重ほか：日食化誌 1996；3(1)；5-9.
- 石倉成行ほか：植物学雑誌 1963；76(895)；6-13.
- 石倉成行ほか：植物学雑誌 1965；78(921)；91-96.
- 渋谷茂ほか：岡山大学農学部学術報告 1969；33；9-19.
- 桑原秀明ほか：長野県食品試験場研究報告 2004；32；24-29.
- 大矢武志ほか：神奈川県農業総合研究所研究報告 2003；43；13-28.
- 剣持久仁子ほか：日食工誌 1975；22(12)；598-605.
- 渡辺満ほか：日食科工誌 2011；58(1)；7-15.
- 水野秀昭ほか：J. ASEV Jpn. 2004；15(1)；17-23.
- 横塚弘毅：J. ASEV Jpn. 1996；7(1)；30-39.
- 山川理ほか：九州農業試験場報告 1997；31；1-22.
- 境哲文ほか：九州沖縄農業研究センター報告 2010；53；1-24.
- 森元幸ほか：育種学研究 2009；11；45-51.
- 森元幸ほか：育種学研究 2009；11；145-153.
- 森元幸ほか：New Food Industry 2014；56(10)；26-32.
- 林一也ほか：FOOD STYLE 1999；21，5.
- 食品化学新聞社：食品化学新聞 2013年5月号；51-53.
- 吉田久美ほか：浦上財団研究報告書 1996；5；85-95.
- 寺原典彦：南九州大学園芸学部研究報告 自然科学・人文社会科学 1992；22；203

-209.
- 土岐健次郎ほか：園芸学会雑誌 1992；60(4)；989-995.
- 江頭宏昌責任編集：花を食べる，食文化誌（Vesta）2013；No.90.
- 農林水産省公認誌：aff（アフ）2010年4月号.
- 長沢利明：和菓子 2006；11；16-21.
- 安室知：和菓子 2004；11；23-33.
- 明石典子：福岡短大紀要 1989；38；1-9.
- 松岡洋子ほか：調理科学会誌 1990；23(3)；311-314.
- 太田英明：日食工誌 1989；36；71.
- 横塚弘毅：食科工誌 1995；42；288.
- 津久井亜紀夫：食科工誌 1996；43；1128-1132.
- 津久井亜紀夫ほか：食科工誌 2000；47；311-316.
- 津久井亜紀夫ほか：日本食生活学会誌 2005；15；222-228.
- 福井敬一ほか：日食科工誌 2005；52；306-310.
- 長谷川（小沢）真由美ほか：日本食生活学会誌 2010；20；300-304.
- 津久井亜紀夫ほか：日食科工誌 1999；46(3)；148-154.
- 沖智之ほか：日食科工誌 2009；56；655-659.
- 梶本修身：新薬と臨床 2000；49；72.
- 中村丁次：FOOD STYLE 1999；21，3；29-33.
- 津志田藤二郎：現代農業 2014；2；64-71.
- 小林美緒ほか：日食科工誌 2005；52(1)；41-44.
- 須田郁夫ほか：日食科工誌 1997；44(4)；315-318.
- 須田郁夫ほか：日食科工誌 1998；45(10)；611-617.

- Brouillard R. et al：J Am Chem Soc 1982；104；7585-7590.
- Tsukui A. et al：Food Preserv Sci 2005；31；103-109.
- Hayashi K. et al：Food Sci Technol Res 1996；2；30-33.
- Mori M. et al：Food Sci Technol Res 2010；16；115-122.
- Mogol B.A. et al.：J Agric Food Chem 2013；61；10191-10196.
- Tsukui A. et al：Nippon Shokuhin Kagaku Kogaku Kaishi 1996；43(4)；113-119.
- Kondo T. et al：Nature 1992；358；515-518.
- Goto T. et al：Ann New York Acad Sci 1986；471；155-173.
- Sakamura S. et al：Agric Biol Chem 1961；25；750.
- Sakamura S. et al：Agric Biol Chem 1963；27；121.
- Sakamura S. et al：Agric Biol Chem 1965；29；181.

- Montilla E.C. et al：J Agric Food Chem 2011；59(7)；3385-3390.
- Rebecca L. et al：J Agric Food Chem 2004；52(11)；3417-3421.
- Terahara N. et al：J Home Econ Jpn 1993；44；197-201.
- Yoshida Y. et al：J Japan Soc Hort Sci 2002；71(3)；355-361.
- Harnandez-Herrero J.A. et al：Int J Food Sci Technol 2011；46；2550-2557.
- Muller D. et al：J Food Sci 2012；77(4)；340-345.
- Milivojevic J. et al：J Agric Food Chem 2012；60；2682-2691.
- Kaume L. et al：J Agric Food Chem 2012；60；5716-5727.
- Goiffon J. P. et al：Anal Chim Acta 1999；382；39-50.
- Changne D. et al：Plant Physiol 2013；161；225-239.
- Usenik V. et al：Food Chem 2009；114；529-534.
- Chaovanalikit A. et al：J Agric Food Chem 2004；52；848-852.
- Oki T. et al：Food Chem Tox 2002；67(5)；1752-1756.
- Mori M. et al：Food Sci Technol Res 2010；16；115-122.
- Yoshida K. et al：Nat Prod Rep 2009；26；884-915.
- Yoshida K. et al：Tetrahedron Lett 1991；32；5575-5578, 5579-5580.
- Higo K. et al：Food Preserv Sci 2003；29；159-163.
- Saito K. et al：J Food Hyg Coc Japan 1990；32；301.
- Poouget M.P. et al：Lebensm-Wiss u-Technol 1990；23；101.
- Murakami T. et al：Food Preserv Sci 2005；31(4)；161-166.
- Li H.：China Food Additive (chinese) 1999； 2；33.
- Bakker J. et al：J Sci Food Agric 1985；36；1325.
- Bakker J. et al：J Agric Food Chem 1997；45；35.
- Fulcrand H. et al；J Chem Soc Perkin Trans 1996；1；735.
- Tsukui A. et al；Food Sci Technol Res 2002；8；4-7.
- Terahara N. et al：J Agric Food Chem 2003；51；2539-2543.
- Matsui T. et al：Biosci Biotechnol Biochem 2004；68；2239-2246.
- Terahara N. et al：J Agric Food Chem 2009；57；8331-8338.
- Bastide P.：Bull Soc Ophtalmol Fr 1968；68；801-807.
- Matsumoto H.：J Agric Food Chem 2003；51；3560-3563.
- Bravetti G.：Ann Ottalmol Clin Ocul 1989；115；109.
- Tsuda T. et al：J Nutr 2003；133；2125-2130.
- Wedick N.M. et al：J Clin Nutr 2012；95；925-33.
- Jennings A. et al：J Nut 2014；144；202-208.
- Matsui T. et al：J Agric Food Chem 2001；49；1952-1956.

- Matsui T. et al：Biosci Biotechnol Biochem 2004；68；2239-2246.
- Hayashi K. et al：Food Sci Technol Res 2006；12；22-26.
- Soriano Sncho R.A. et al：Food Res Int 2012；46；378-386.
- Takikawa M. et al：J Nutr 2010；140（3）；527-533.
- Guo H. et al：Plant Food Hum Nutr 2007；62（1）；1-6.
- Jayaprakasam B. et al：J Agric Food Chem 2005；53（1）；28-31.
- Roy M. et al：Life Sci 2008；82（21—22）；1102-1110.
- Nizamutdinova I.T. et al：Mol Nutr Food Res 2009；53（11）；1419-1429.
- Tsuda T.：J Agric Food Chem 2008；56（3）；642-646.
- Broncel M. et al：Med Sce Monit 2010；16（1）；28-34.
- Basu A. et al：J Agric Food Chem 2012；60（23）；5687-5692.
- Wedick N.M.：Am J Clin Nutr 2012；95（4）；925-933.
- Vinston J.A. et al：J Agric Food Chem 2012；60（27）；6749-6754.
- Mitcheva M. et al：Cell Mol Biol 1993；39（4）；443-448.
- Hwang Y.P. et al：Nutr Res 2011；31（12）；896-906.
- Han K.H. et al：Biosci Biotechnol Biochem 2006；70（6）；1432-1437.
- Han K.H. et al：Biosci Biotechnol Biochem 2006；70（9）；2285-2288.
- Ohba R. et al：Food Sci Biotechnol 2007；16（3）；463-469.
- Hayashi K. et al：Food Sci Technol Res 2003：9（3）；242-244.
- Knox Y.M. et al：Acta Virologica 2001；45（4）；209-215.
- Pervin M. et al：Molecules 2014；19（7）；9403-9418.
- Szwajgier D.：Pol J Food Nutr Sci 2013；64（1）；59-64.
- Kim M.J. et al：Evid-Based Compl Alt 2012；1-15.
- Pyo M.Y. et al：Biosci Biotechnol Biochem 2014；78（6）；1037-1043.

索　引

〈数字・欧文〉

2,3-ジケト-L-グロン酸 …… 42
2,3-ジケトグロン酸 ……… 70
2型糖尿病 ……………… 147
3,5-ジグルコシド ………… 67
3,5-ジグルコシド型アントシアニン ……………………… 19
3位配糖化アントシアニン ……………………… 19
3-グルコシド ……………… 67
3-グルコシド型アントシアニン ……………………… 19
5-ヒドロキシメチルフルフラール ………………… 40
6-O-カフェオイルソホロース ……………… 128, 149
Acetobacter pasteurianus ……………………… 123
Acetobactor aceti ……… 126
ACS類 …………………… 128
AH$^+$-Et-F型色素 ……… 24
AH$^+$-F型色素 …………… 24
a値 ………………………… 118
BMI ……………………… 155
b値 ………………………… 118
CS ………………………… 149
DGY類 …………………… 128
DPPHラジカル消去活性 ……………………… 130
D-キシロース …………… 40
D-ソルビトール ………… 40
D-フルクトース ………… 40
GSH ……………………… 43
GSSG …………………… 44
HSA ……………………… 47
Lactobacillus plantarum ……………………… 112
LSA ……………………… 47
L-ラムノース …………… 40
MSA ……………………… 47
pH説 ……………………… 1

pHによる構造変化 ……… 29
pHによる色調変化 ……… 29
Sacchromyces ellipsoideus OC-2 …………………… 118
UV-Visスペクトル ……… 26
UV安定性 ………………… 80
VMA ……………………… 145
YGM ……………………… 22
YGM-1a ………………… 120
YGM-1b ………………… 120
YGM-2 …………………… 120
YGM-3 …………………… 120
YGM-4b …………… 120, 125
YGM-5 …………………… 125
YGM-5a ………………… 120
YGM-5b ………………… 120
YGM-6 ……………… 21, 120
YGM類 ……………… 46, 78
β-カロテン …………… 77

〈和　文〉

【あ】

青ジソ …………………… 56
アオダイズ ……………… 89
赤カブ …………………… 63
赤キャベツ …… 36, 57, 58, 118
赤キャベツアントシアニン ……………… 39, 59, 60
赤キャベツ漬物 ………… 115
赤キャベツ漬物熟成 …… 116
赤酒 ……………………… 92
赤ジソ …………………… 55
赤酢 ……………………… 92
赤ダイコン ……………… 61
アカダイコン色素 ……… 62
赤タマネギ ……………… 64
アカフサスグリ ………… 72
赤米 …………………… 91, 99
赤米うるち種 …………… 92
赤米もち種 ……………… 92

赤芽 ……………………… 56
赤ラズベリー …………… 74
赤ワイン ……………… 9, 121
赤ワイン関連縮合色素 … 24
悪玉コレステロール …… 152
アク抜き赤紫色素液 …… 108
アグリコン …………… 15, 113
アサイー ………………… 76
朝紫 ……………………… 92
アシル化アントシアニン ……………………… 46
アシル化ポリフェノール類 ……………………… 128
アズキ …………………… 86
アスコルビン酸 ………… 41
アディポサイトカイン … 156
アテローム性動脈硬化 … 151
アピゲニニジン ……… 16, 31
アポトーシス誘導 ……… 154
アヤムラサキ ……… 124, 126
アラタニンA ………… 22, 85
アラタニンB ………… 85, 141
アラタニンC …… 20, 85, 142
アルコール発酵 …………… 117, 118, 119, 120
アルミニウムイオン …… 113
安息香酸類 ……………… 138
アンチャン ……………… 97
アントシアニジン …… 15, 113
アントシアニジン環 …… 40
アントシアニン含有ジャガイモ品種 ………………… 83
アントシアニン色素 …… 4, 5
アントシアニン色素の安全性 ……………………… 5
アントシアニン退色抑制 ……………………… 43
アントシアニンの安定性 ……………… 47, 48, 68
アントシアニンの抗酸化作用 ……………………… 138

索引

アントシアニンの抗糖尿病効果·················147
アントシアニンの色調変化·················36
アントシアニンの視機能作用·················144
アントシアニンの相対的残存率·················124
アントシアニンの半減期·················47
アントシアニンの品質評価試験·················7
アントシアニンの分類·················15, 17
アントシアニンの変化と安定性·················103
アンヒドロ塩基·················29, 31, 32, 120
一塩基酸·················38
イチゴ·················68, 123, 125, 126
一重項酸素·················135
一の瀬·················131, 133
一般飲食物添加物·················3
遺伝子変異·················153
イニシエーション·················153
異分子間会合·················25, 28
いも類·················77
色と食欲·················10
「入れ子」型分子間会合·················85
インカパープル·················81
インカレッド·················81
インゲンマメ·················90
インスリン抵抗性の改善作用·················156
インスリン分泌促進作用·················156
インディカ種·················99
ヴィシソワーズ·················104, 105
ウィルステッター·················1
ウメ·················107
ウメ酢アントシアニン液·················108
ウメ酢液·················108, 109
梅漬け·················55, 107
梅干し·················55, 107
エーセン·················2

白蘇·················55
エチル架橋·················24
エルダーベリー·················118, 123, 125, 126
塩化カルシウム·················36
エンドウマメ·················90
おいしさと色·················9
奥羽赤穂338号·················92
大カブ·················63
おくのむらさき·················92
オランダナ·················58

【か】

カシス·················72
カシスアントシアニン·················145
果実酢·················123
粕酢·················123
カタネオ·················131, 132, 133
カタメンジソ·················55
活性酸素·················135, 151
活性酸素の消去·················152
褐変力·················108, 109, 124
カテコール構造·················141
カフェ酸·················120
カブ類アントシアニン·················115
カラフルポテト·················105
カラント·················72
カリステフィン·················69
カルコン·················29, 31
カルビノール塩基·················30
カルビノール型·················31
カロテノイド·················65
カロテン退色法·················140
肝機能障害軽減作用·················158
還元型ビタミンC·················70
寒玉·················58
がん抑制効果·················154
がん予防効果·················153
かんらん·················58
既存添加物·················3
キタムラサキ·················81
キノイド塩基·················120
キンギョソウ·················97
金属錯体説·················1
クエン酸·················38
グリーンボール·················58

グリチルリチン·················45
グルタチオン·················43
グルタチオンペルオキシダーゼ·················44
クロダイズ·················88, 89, 102
黒ニンジン·················66
黒米·················91
黒豆·················89, 102, 103
黒豆の作り方·················102
黒ラズベリー·················74
クロロゲン酸·················112
桑の実ジャム·················131
ケール·················58
血糖値上昇抑制効果·················149
ケラシアニン·················132
ケルセチン·················64, 138
抗アレルギー活性·················160
高安定アントシアニン·················48, 50
抗ウイルス活性·················159
抗高血圧作用·················155
抗酸化性·················135
抗酸化性試験·················140
抗酸化物質·················136
抗脂質異常症作用·················155
抗神経障害活性·················160
抗糖尿病作用·················155
抗肥満作用·················155
高メトキシルペクチン·················131
小カブ·················63
国司神社·················91
穀物酢·················123
古城·················107
後藤俊夫·················2
コピグメンテーション·················25, 28, 33, 52, 109
コピグメント·················2
コピグメント化合物·················40, 109
コピグメント説·················2
互変異性平衡·················31
コホート研究·················157
米酢·················123
コロフサスグリ·················72
コンメリニン·················22

【さ】

細動脈硬化 …………………151
ザウエルクラウト ……60, 116
酢酸 ……………………………38
酢酸菌 …………………123, 126
酢酸発酵 ………………123, 124
ササゲ …………………………86
サツマイモ ……………………77
サツマイモアントシアニン色素 …………………………78
さよむらさき …………………92
サワークラフト ………116, 117
三塩基酸 ………………………38
酸化 LDL ……………………151
酸化型グルタチオン …………44
酸化プロオキシダント作用 …………………………139
サンクリーン効果 ……………3
サンドイッチ構造 ……120, 125
サンドイッチスタッキング …………………………52
三重項酸素 …………………135
ジアシル化アントシアニン …………………………47, 125
シアニジン ………………15, 156
シアニジン 3,5-ジグルコシド ……………………56, 139
シアニジン 3-グルコシド …16, 38, 87, 89, 91, 93, 94, 95, 133, 139
シアニジン 3-サンブビオシド …………………………125
シアニジン 3-マロニルグルコシド ……………………65, 95
シアニジン 3-ラムノシルグルコシド …………………133
シアニジンアシルグルコシド …………………………115
シアニジン系 ……………63, 124
シアニジン系アントシアニン …………………………79
シアニジンタイプ ……………141
シアニン ………………57, 109, 110
紫外・可視吸収スペクトル …………………………25

紫外線照射 ……………………59
色素製剤製造法 ……………115
色素抽出量 …………………116
色調 …………………………119
視機能改善作用 ……………143
自己会合 ………2, 28, 52, 85, 113
紫黒米 …………………………91
紫黒米うるち種 ………………92
紫黒米もち種 …………………92
脂質過酸化阻止能 …………140
シス型 …………………57, 109, 110
シス：トランス異性体 ………59
シソ ……………55, 111, 118, 123, 125
シソアントシアニン …………108
シソアントシアニン粉末 …………………………108
シソニン …16, 20, 56, 57, 109, 110, 113, 125, 126
シソ葉アントシアニンの安定性 …………………………57
指定添加物 ……………………3
シナピン酸 ………………38, 59
柴田桂太 ………………………1
しば漬け ………………110, 112
ジフェニルピクリルヒドラジル …………………………129
ジャガイモ ……………………80
若年性老眼 …………………143
シャドウクイーン ……………81
ジャムのゼリー化 …………131
ジュース類 …………………133
シュード塩基 ………23, 24, 29, 31, 32
酒石酸 …………………………38
硝酸ナトリウム ………………36
醸造酢 ………………………126
食酢製造 ……………………126
食品添加物 ……………………3
食品添加物公定書 ……………5
植物性食品素材 ……………137
食用花 …………………………96
助色素 ………………2, 25, 40
深色効果 ……………………113
深色シフト ……………………53
茬 ………………………………55

神丹穂 …………………………92
水和 …………………………120
スーパーオキシド …………135
スーパーオキシドジスムターゼ …………………………136
スーパーライス計画 …………92
スーパーレッド ………………59
スクロース ……………………40
スターター …………………118
スタッキング ……………49, 53
酸っぱいキャベツ …………116
スナック菓子 ………………133
すんき漬け …………………114
生成フェノキシラジカル …………………………142
赤飯 ……………………………99
赤飯の作り方 ………………100
赤飯のルーツ …………………91
千切りサラダ ………………105
鮮度保持 ………………………11
総γ-オリザノール ……………93
総カロテノイド ………………93
総フラボン ……………………93
疎水的作用 …………………109
疎水的相互作用 ……………113
ソホロース ……………………59
ソラマメ ………………………90

【た】

第 8 版食品添加物公定書 …………………………115
退色率 ………………………119
多久頭魂神社 …………………91
多胡早生 ………………131, 133
タマネギ ………………………64
男爵イモ ………………………81
チチャモラーダ ………………94
中安定アントシアニン ………48
虫媒花 …………………………18
中膜石灰化硬化 ……………151
チョウマメ花 …………………22
調味しば漬け ………………110
ちりめんシソ ………………107
チリメンジソ …………………56
つくし赤もち …………………92
低安定アントシアニン ………48

索　引　177

テイスティング…………9
鉄イオン………………113
デヒドロアスコルビン酸
　………………………41
テルナチン………………22
テルナチンＤ１…………47
テルナチンＤ２…………51
テルナチンＤ類………142
デルフィニジン…………15
デルフィニジン 3-ガラクト
　シド………………71,72
デルフィニジン 3-グルコシ
　ド…………87,91,125,156
添加物……………………36
天然着色料………………4
天然着色料の安全性試験…8
糖尿予防効果…………146
動脈硬化の仕組み……151
動脈硬化の予防……150,152
糖類………………………40
土用干し…………107,108
豊満神社…………………91
トランス型………57,109,110
トリテルペノイド………45

【な】

ナイアシン………………71
内臓脂肪症候群………155
ナス……………………111
ナス漬け……………9,113
ナスニン
　…………20,28,61,112,113
生しば漬け…………110,111
二塩基酸…………………38
ニコチン酸………………71
二次生成アントシアニン
　…………………………23
乳酸………………………38
乳酸菌…………………112
乳酸発酵法……………116
ニンジン…………………65
ネオルビー………………59
熱安定性…………………79
濃色効果……………27,39
ノーザンルビー…………81
蘇…………………………55

【は】

ハイビスカス……………96
麦芽酢…………………123
ハスカップ………………75
ハツカダイコン………61,62
ハマダイコン……………62
パラクマル酸…38,40,57,59
春玉………………………58
非アシル化アントシアニン
　……………………17,19
ビタミンＣ………………41
ビタミンＣの分解機構…42
ヒト介入試験…………157
ヒドロキシラジカル…135
ビネーグル……………123
ビネガー………………123
ピラノアントシアニン類
　…………………………24
ビルベリー………………71
フィカス…………131,132,133
フェノール類……………40
フェルラ酸…………38,59
ブドウ……………66,126
ブドウ果汁…………123,125
ブドウ果皮……………118
ブドウ酒………………117
ブドウ酢………………123
ブラックカラント………72
ブラックベリー…………73
フラバノール………23,24
フラバン-3-オール………93
フラビリウムイオン
　………………23,29,31,39,120
フラビリウムイオン型…32
フラボコメリン…………22
フラボノイド……………15
フラボノール………93,138
フリーラジカル……135,136
ふりかけ…………………55
ブルーベリー…………71,144
ブルーポテト……………81
プルーン…………………75
フルフラール…………40,42
フレンチパラドックス…150
プロアントシアニジン…101

プロアントシアニジンの変化
　………………………100
プロトシアニン…………22
プロビタミンＡ…………12
プロモーション………153
分子会合……………52,53
分子会合説………………53
分子内会合………………52
分子内サンイッチ型スタッキ
　ング…………………27,53
分子内サンイッチ型スタッキ
　ングモデル……………50
分子内サンドイッチ型安定化
　機構……………………85
ペオニジン………………15
ペオニジン 3-グルコシド
　………………93,94,95
ペオニジン系…………124
ペオニジン系アントシアニン
　…………………………79
ペオニジンタイプ……141
ペクチン………………131
ペタニン…………………20
ペチュニジン……………16
ペチュニジン系…………82
紅夷蕊……………………58
紅いも……………………77
ベニイモ…………………84
紅香………………………92
紅衣………………………92
紅更紗……………………92
紅酢……………………127
紅酢の抗酸化性………129
紅酢の製造法…………127
ベニバナインゲン………90
ベニヤマイモ……………84
ベニロマン………………92
ペラニン…………………84
ペラルゴニジン………15,62
ペラルゴニジン 3-グルコシ
　ド………………………95
ペラルゴニジン 3,5-ジグル
　コシド…………………26
ペラルゴニジン 3-マロニル
　グルコシド……………95
ペラルゴニジン系……63,82

ベリー類……………………70
ペルオキシド………………138
芳香族有機酸の抗酸化性
　………………………142
ボジョレヌーボ……………122
ポリアシル化アントシアニン
　………………17, 18, 21, 47
ポリアシル化アントシアニン
　類………………………50
ポリフェノール……………101
ポリフェノールオキシダーゼ
　…………………………112
ポリフェノールオキシダーゼ
　活性……………………34
ポリフェノール量……………95
ボルドーワイン……………122
ホワイトカラント……………72

【ま】

マイス・モラード……………94
マクロファージ……………151
マダラジソ……………………56
マルトース……………………40
マルトース単回経口投与
　…………………………149
マルビジン……………………16
マルビジン 3-グルコシド
　………………29, 30, 67
マルベリージャム…………131
マロニルアオバニン…………22
マロニルシソニン
　…56, 57, 109, 110, 113, 125
マロン酸……………38, 40, 126
ミョウバン……………………36
無機塩類………………………36
紫いもブーム…………………77
紫サツマイモ…118, 123, 125
紫サツマイモアントシアニン
　…………………………120
紫サツマイモ酢分析値…127
紫ジャガイモ………………118
紫トウモロコシ…36, 93, 118
紫トウモロコシアントシアニ
　ン…………………38, 39, 96
紫トウモロコシ種子…94, 95
紫トウモロコシ穂心…94, 95

紫ニンジン……………………65
むらさきの舞…………………92
紫米……………………………91
紫ヤムイモ……………………84
紫ラズベリー…………………74
明度…………………………118
メークイン……………………81
メタボリックシンドローム
　…………………………155
メタロアントシアニン
　……………2, 17, 22, 52, 54
メトキシ基…………………124
メラニン……………………112
モノアシル化アントシアニン
　…………………………125
モノデヒドロアスコルビン酸
　………………………42, 70

【や】

ヤセイカンラン………………58
野生ダイコン…………………62
山川紫………………22, 118
ヤムイモ……………………84
有機酸類……………………38
有色米………………………91
ゆかり…………………………55
ゆかりの舞……………………92

【ら】

ラジカル消去能……………140
ラジカルスカベンジャー
　…………………………152
ラズベリー……………………73
ラッカセイ……………………90
ラファニン……………………62
ララベリー…………131, 133
ランベルト・ベールの法則
　……………………………26
リノール酸過酸化阻止能
　…………………………140
硫酸第一鉄……………………36
硫酸銅…………………………36
硫酸マグネシウム……………36
リンゴ…………………………76
リンゴ酸………………………38
リンゴ酢……………………123

りんご天然果汁……………118
ルビーボール…………………59
ルブロブラッシン……………59
冷菓子類……………………133
レッドカラント………………72
レッドキャベツ………………58
レッドルーキー………………59
ロスマリン酸…55, 109, 113
ロドプシンの再合成能力
　…………………………144
ロビンソン……………………2

【わ】

ワイン………………………117
ワイン法……………………117
ワイン用ブドウ………………66
早生チリメン…………………56

〔編著者〕
津久井　亜紀夫　　元東京家政学院短期大学　農学博士
寺原　典彦　　南九州大学健康栄養学部　農学博士

〔著　者〕（五十音順）
石黒　浩二　　国立研究開発法人農業・食品産業技術総合研究機構
　　　　　　　北海道農業研究センター　理学博士
古我　匠　　日農化学工業株式会社技術課　博士（医学）
野口　治子　　東京農業大学応用生物科学部　博士（農芸化学），
　　　　　　　管理栄養士
林　一也　　東京家政学院大学現代生活学部　博士（農芸化学）
綿貫　仁美　　東京家政学院大学現代生活学部　管理栄養士

アントシアニンと食品
－アントシアニン含有食品の加工利用特性と機能性－

2015年（平成27年）6月30日　初版発行

編著者　津久井　亜紀夫
　　　　寺原　典彦
発行者　筑紫　恒男
発行所　株式会社　建帛社　KENPAKUSHA

〒112-0011　東京都文京区千石4丁目2番15号
TEL（03）3944-2611
FAX（03）3946-4377
http://www.kenpakusha.co.jp/

ISBN 978-4-7679-6182-8　C3047　　中和印刷／ブロケード
Ⓒ津久井，寺原ほか，2015.　　Printed in Japan
（定価はカバーに表示してあります）

本書の複製権・翻訳権・上映権・公衆送信権等は株式会社建帛社が保有します。
JCOPY〈(社)出版者著作権管理機構　委託出版物〉
本書の無断複写は著作権法上での例外を除き禁じられています。複写される場合は，そのつど事前に，(社)出版者著作権管理機構（TEL03-3513-6969，FAX03-3513-6979，e-mail：info@jcopy.or.jp）の許諾を得て下さい。